ライブラリ情報学コア・テキスト＝21

脳の情報処理
－選択から見た行動制御－

岩崎祥一　著

サイエンス社

「ライブラリ情報学コア・テキスト」によせて

　コンピュータの発達は，テクノロジ全般を根底から変え，社会を変え，人間の思考や行動までをも変えようとしている．これらの大きな変革を推し進めてきたものが，情報技術であり，新しく生み出され流通する膨大な情報である．変革を推し進めてきた情報技術や流通する情報それ自体も，常に変貌を遂げながら進展してきた．このように大きな変革が進む時代にあって，情報系の教科書では，情報学の核となる息の長い概念や原理は何かについて，常に検討を加えることが求められる．このような視点から，このたび，これからの情報化社会を生きていく上で大きな力となるような素養を培い，新しい情報化社会を支える人材を広く育成する教科書のライブラリを企画することとした．

　このライブラリでは，現在第一線で活躍している研究者が，コアとなる題材を厳選し，学ぶ側の立場にたって執筆している．特に，必ずしも標準的なシラバスが確定していない最新の分野については，こうあるべきという内容を世に問うつもりで執筆している．

　全巻を通して，「学びやすく，しかも，教えやすい」教科書となるように努めた．特に，分かりやすい教科書となるように以下のようなことに注意して執筆している．

- テーマを厳選し，メリハリをつけた構成にする．
- なぜそれが重要か，なぜそれがいえるかについて，議論の本筋を省略しないで説明する．
- 可能な限り，図や例題を多く用い，教室で講義を進めるように議論を展開し，初めての読者にも感覚的に捉えてもらえるように努める．

　現代の情報系分野をカバーするこのライブラリで情報化社会を生きる力をつけていただきたい．

2007 年 11 月

編者　丸岡　章

はじめに

　本書は工学部向けのライブラリ情報学コア・テキストの1冊として「脳の情報処理」について紹介するのが目的です．ライブラリの他書が工学，つまり技術を紹介するのが目的であるのに対し，この本は認知脳科学及び認知心理学をその中心に据えた科学分野を扱っています．そのため，ライブラリの他書と比較するとかなり内容及びスタイルに違いがあります．

　人間での情報処理にとって重要な高次の精神機能に関連した脳科学は，ここ20年ほどで大きく進歩しました．その背景にあるのは，機能的イメージングと呼ばれている計測技術の進歩です．この技術は，血流を媒介とした間接的な計測により，脳の各部位の活動の様子を数mm^3程度の分解能で測定することができるたいへん優れたものです．こうした技術が進歩する以前は，脳の情報処理を対象とした研究者（その多くは心理学者でした）は，自分たちが頭で考えた情報処理モデルについてあれこれ議論し合うばかりで，どのモデルが正しいのかなかなか決着がつかない状態でした．しかし，機能的イメージング技術により，ある処理を行っている時に脳のどの部位が働くのかが明確になり，モデルの妥当性を評価できるようになりました．この本で紹介している内容は，そうした近年の認知脳科学研究の成果を（著者の主観で選択的に）取り入れたものとなっています．

　具体的な内容は，著者が属する東北大学・大学院情報科学研究科での講義で紹介しているものをまとめたものです．最近，脳科学の進歩により脳の働きについて多くの著作が出版されてきており，いまさら脳の働きを紹介するのも屋上屋を重ねることになるかも知れませんが，この本で紹介する内容は，「選択」という観点を中心に据えて書かれている点がユニークだといえると思います．人間の脳は，非常に多くの神経細胞がネットワークを形成した複雑な情報処理装置です．大きな脳が持つ神経細胞の複雑なネットワークは，膨大なデータを入力として受け取り，入力と出力の間に多くの神経が介在することで多様な出力を可能にしています．脳がいくら優れた情報処理装置であるといっても，感

覚器官から送られてきた全ての入力情報を処理し，それを反応として出力することはとうてい不可能です．そこで，選択が重要となります．選択に関しては，従来，知覚情報処理（これは第2章で視覚を中心に紹介しています）に対する選択である注意（第3章）の機能を中心に研究が行われてきました．注意とは多くの情報源から当面する課題に関連した情報を選択し，それについて優先的に処理をする機能です．しかし，脳という情報処理システムは，生体が環境に適応し，遺伝子を後の世代に伝えること（適応）のために存在します．この観点からすると，選択の問題は注意の機能に止まらず，課題の選択に関わる感情（第5章）や保存すべき情報の選択（記憶：第4章），さらには選択された情報を利用可能にし，自動的な反応出力に待ったをかけ，より適応的な反応選択を可能にする高次の制御機能の働きと密接に関係する意図（第6章）や意識（第7章）の問題が重要です．意図や意識の問題は，現時点では，教科書レベルで扱うには余りに未熟な分野かも知れませんが，選択という観点から，その機能的な意義について明らかにすることは，人工知能やロボット工学分野での人に似た振る舞いをするシステムの開発にとっても重要だという考えから，また，著者の個人的な研究テーマとも関連していることもあり，この本に含めることにしました．

　この本は，丸岡章先生（東北大学名誉教授・現石巻専修大学教授）のお勧めにより，執筆の運びとなったものです．丸岡先生には，このような本をまとめるという貴重な機会をお与えいただき，感謝申し上げます．また，実際の執筆及びその後の校正に当たっては，サイエンス社編集部の田島伸彦氏及び足立豊氏に細部にわたりご助力をいただきましたことを併せて感謝申し上げます．内容については，できるだけ留意して書いたつもりではありますが，著者の思い違いや説明が足らない部分が多々あることと思われます．そうした点をご指摘いただければ，幸いです．

2008年9月　初秋の仙台にて

著　者

目　　次

第 1 章　脳の情報処理とは　　1
- 1.1　ビュリタンのロバ　　2
- 1.2　選択に関わる心の働きとそれを支える脳　　4

第 2 章　ニューロンの特性と視覚情報処理　　9
- 2.1　神経細胞による演算　　10
- 2.2　知覚情報処理のステップ　　12
- 2.3　V1 での情報復元　　17
- 2.4　パターン認識のための前処理　　19
- 2.5　部分と全体の知覚　　22
- 2.6　側頭葉での形態知覚処理　　23
- 2.7　3 次元空間内の対象との相互作用と頭頂葉　　25
- 2.8　対象の操作　　26
- 2.9　空間の知覚　　28
- 2.10　環境中の移動　　30
- 演 習 問 題　　33

第 3 章　情報を選択する―注意の機能　　35
- 3.1　注意の 2 つの機能　　36
- 3.2　古典的な注意研究　　38
- 3.3　近代的な注意研究　　40
- 3.4　空間手がかりによる注意の制御　　40
- 3.5　視 覚 探 索　　44
- 3.6　干 渉 現 象　　47
- 3.7　注意の最適制御のあり方　　48

3.8　能動的制御と割り込み 49
　3.9　注意の集中 52
　3.10　注意の集中と作業記憶 54
　3.11　干渉抑制に関わる脳の仕組み 56
　3.12　脳の注意システム 58
　演 習 問 題 60

第 4 章　脳の記憶システム　　61

　4.1　記憶システムの構成 62
　4.2　入力バッファとしての感覚貯蔵 62
　4.3　精神活動を支える短期記憶 66
　4.4　長期記憶システム 70
　4.5　記憶障害と脳 72
　4.6　長期記憶と選択 73
　4.7　発達段階と選択的学習 76
　4.8　脳の可塑性と記憶 78
　4.9　先天盲での触弁別に見る脳の可塑性 80
　4.10　言語習得と臨界期 81
　4.11　臨界期から見た外国語の習得 82
　演 習 問 題 86

第 5 章　脳の情動システム　　87

　5.1　感情の機能的意義 88
　5.2　感情の諸機能 88
　5.3　脳の報酬系 90
　5.4　正の報酬による病理行動の習得 92
　5.5　負の報酬による回避行動の習得 94
　5.6　脳の情動システム 96
　5.7　情動の制御 98
　5.8　覚醒水準と行動制御 100

5.9	脳の覚醒系	101
5.10	好き嫌いと脳	102
5.11	生まれつきと好き嫌い	102
5.12	文化的・社会的影響	104
5.13	好みの個人差と脳	105
5.14	サヴァン症候群の脳	108
	演習問題	110

第6章 行動選択と意図 — 111

6.1	自由意志	112
6.2	意図の認識	112
6.3	子どもの意図の認識	114
6.4	随意行動と意図	115
6.5	意図の錯誤	116
6.6	意図の作話	117
6.7	皮肉な意図	119
6.8	運動制御に関わる脳の部位	120
6.9	意図はどこで生ずるのか？	122
6.10	意図はいつ生まれるのか？	124
6.11	意図の生成と自由意志	125
6.12	意図は何の役に立つのか？	126
6.13	脳-コンピュータインタフェースと意図	127
	演習問題	129

第7章 意識と脳 — 131

7.1	無意識の影響	132
7.2	意識的知覚を妨害する—バックワードマスキング	134
7.3	バックワードマスキングと無意識的反応選択	137
7.4	意識の基準	139
7.5	脳の障害と意識	142

7.6	盲　　視	143
7.7	同時失認	146
7.8	半側空間無視	146
7.9	視覚保続	148
7.10	意識と注意の関係	150
7.11	意識は局在するのか？	151
7.12	V1 に意識は宿るのか？	152
7.13	V1 の内容は意識されないのか？	153
7.14	フィードバックと意識	155
7.15	意識の神経符号	156
7.16	意識の機能的意味	159

演習問題 …………………………………………………… 160

引用文献 — 161

索　　引 — 163

第1章

脳の情報処理とは

　人間のように大きな脳をもつ動物は，たくさんのことをすることができます．また，たいていの成人は，生まれてこの方，たくさんのことを習得（心理学では「**学習**」と呼ばれています）しています．自分ができることのうち，何を実際に行うか，またどんなことを習得する方がいいかあるいは習得したいかは，どのように決まっているのでしょうか？　これが「選択」の問題です．この本では，この「選択」が脳の情報処理によりどのようにして実現されているかにスポットを当ててお話しします．

1.1 ビュリタンのロバ

選択は，いつでも容易とは限りません．たとえば，中世のスコラ哲学者達は，図 1.1 のような状況に置かれたロバが果たして選択ができるかどうかを論争していたということです．彼らの予想では，2 つの枯れ草の山のいずれからも等距離に置かれたロバは，どちらの山も選ぶことができずに，ついには餓死してしまうということでした．しかし，現実問題として，おそらくそのようなことは起こらないでしょう．心理学では，こうした状況は「**葛藤 (conflict)**」と呼ばれています．この場合の葛藤は，どちらも選ぶ主体にとってプラスの価値をもつので，+/+ の葛藤と呼ばれています．選択が永久に起こらないということはないでしょうが，こうした状況では，たとえ 2 つの対象がどちらもプラスであっても，葛藤がない場合に比べ，選択には多少とも余分な時間がかかると思われます．この余分な時間は，脳が葛藤を解決（処理）するために必要な時間だということになります．

具体例として，夕飯に何を食べるかを人はどのように決定しているかを考えてみましょう．この時，選択に影響すると思われる要因をあげてみると，たとえば表 1.1 のようなものが考えられます．たいていの人は，毎日の夕食にどんなものを食べるかについて，多少悩みはしても，それほど多くの時間を費やして考えることはないでしょう．しかし，こうした日常的に繰り返される小さな選択であっても，脳の情報処理を土台にして成立しています．このようなことが脳の働きにより実現しているということは，ある悲劇的な症例から明らかになりました．それは，EVR とイニシャルで呼ばれているアメリカの男性の手術後に生じた行動変化です．彼は，会計係として勤めていたのですが，ある時脳の**前頭葉**に腫瘍ができ，それを切除する手術を受けました．手術を受ける前は，勤勉な会社員として仕事をし，結婚もし，家庭をもち，普通の市民生活を送っていましたが，手術後には行動が一変してしまいました．彼は，会社を辞め，見込みのない事業に手を出し，別の女性と結婚し，というように次々とはたから見るとなぜなのと思わざるをえない行動を行っていきました．こうした社会的に不適応な行動を繰り返す人は，第 5 章で紹介しているフィネアス-ゲージも同様ですが「**社会病質 (sociopthy) 人格**」と呼ばれていますが，EVR

は，脳の手術を受けたため社会病質人格になってしまったのです．さらに手術後，彼がレストランを選ぶ際には，たいへん時間がかかるようになりました．なぜなら，候補のレストランについて，ああでもないこうでもないとその善し悪しを論じ，いつまでたっても決められないためでした．彼の悲劇的な結果から，選択には脳の健全な機能（彼の場合には，前頭葉の**眼窩面**から内側面にかけての領域）が支えになっていることがうかがえます．

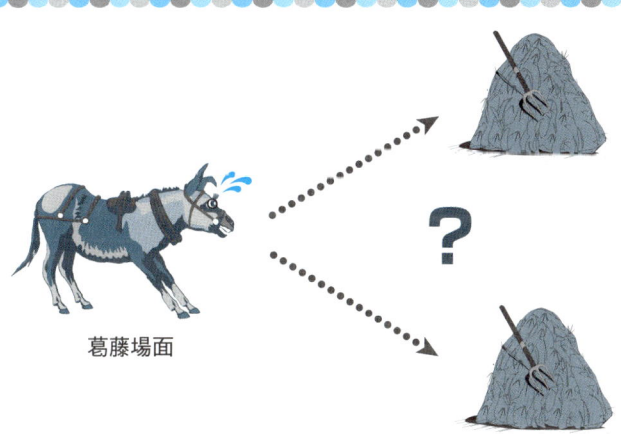

葛藤場面

図 1.1　ビュリタンのロバ
中世のスコラ哲学者達は，この図のようにロバが 2 つのエサから完全に等しい距離に置かれた場合，エサを採ることができるかどうかを論じた．これは心理学では +/+ の葛藤と呼ばれている選択の例．

表 1.1　食事の選択に関わる要因

- 自分の好み
- これまでに食べたもの
- 新しい情報（例：レストランがオープンした）
- 他者の意見
- 手持ちのお金

それに

- 食べもの（文化的に許容された食べられるもの）

1.2 選択に関わる心の働きとそれを支える脳

　心の働きは，脳が実現しています．いい方を変えれば，脳の働きを実感した結果が心の働きです．脳は，大変複雑な器官です．特に人間の脳は，1000億ともいわれている膨大な神経細胞が相互に連絡を取り合うことで正常な機能を果たしています．脳の情報処理は，神経細胞の1つ1つがそれぞれ複数の神経細胞から信号を受け取り，それをまた別の神経細胞に伝えることで実現されています．脳を構成する神経細胞が総体として行っている情報処理は，身近な情報処理装置であるコンピュータと対比すると，どのような差異があるのでしょうか．この点について**表1.2**に簡単にまとめておきました．

　人の心の働きについては，古代から現在まで，多くの人々がいろいろと考えてきました．その結果を反映して，心の働きは様々な下位機能に分類されています．選択ということを主眼にしてそうした心の働きを考えてみると，**表1.3**のような働きが関係していると思われます．「**知覚**」とは，外界について知る働きです．「**注意**」とは感覚器官から送られてくる多量の情報から必要な情報を選択する働きです．それ以外に**意識**状態や**記憶**，広義の**感情**（**情動**や**動機づけ**）などが重要な役割を果たしています．現在では，こうした個別の心の働きがどのような脳の情報処理により支えられているのかについてずいぶんよく分かってきました．脳の働きの研究は，以前はもっぱら生理学者による動物実験（その多くは個々の**神経細胞**の電気的活動を記録するもの）とEVRのように脳の一部に損傷を受けた患者が示す行動の変化（障害）を心理学的に調べること（これは**神経心理学**(neuropsychology)と呼ばれている）により行われてきました．しかし，現在では，こうした方法を補完する手段として**機能的イメージング**研究が盛んに行われています．機能的イメージングとは，脳の機能を非侵襲的に調べる方法です．非侵襲的とは，中を開けないでというような意味です．具体的な装置としては，**PET**と呼ばれている放射性同位元素を血中に入れ，それが脳に運ばれた後，脳内から運び出されるまでの動態を測定することで血流を指標として脳の活動を調べる方法と，**機能的MRI**(fMRI)と呼ばれている核磁気共鳴診断装置（脳の水の分布を調べることで，腫瘍や損傷部位を描き出す臨床検査装置）を応用した方法があります．機能的MRIは，ヘモグロビンと酸素

表 1.2　脳とコンピュータの相違点

脳	コンピュータ
●演算素子(CPU) 1 個当たりの能力が小さい	●演算素子 1 個当たりの能力は大きい
●演算はアナログ（膜電位の変動）で行い，伝送はデジタル	●演算・伝送ともデジタル
●多くの素子を計算量に応じてパラレルに使用する	●基本的に少数の素子を使用
●伝送が遅いため，近傍の素子とのみ相互に通信可能	●伝送は比較的早いので，遠距離ともデータの交換を行いながら演算を実行できる
●プログラムの書き換えは配線を組み替えることによるため，時間がかかる（非ノイマン型）	●プログラムやデータは記憶素子に貯蔵され，瞬時に書き換え可能（ノイマン型）

表 1.3　選択に関わる心的機能

- 知　　覚：外界の状態を知る
- 注　　意：必要な情報を選択する
- 意　　識：能動的な情報の選択を許す
- 無 意 識：自動的な情報処理の結果に基づき選択にバイアスをかける
- 記　　憶：過去の選択に基づき現在の選択に影響する
- 感　　情：行動プログラムを状況に応じて切り替える
- 習　　慣：本能的な選択傾向を経験により修正する

が結びついているかどうかにより核磁気共鳴信号に変化が出ることを利用しています．いずれの装置も，結果的には脳の活動レベルに依存して信号強度が変化し，そこから脳の特定部位での神経細胞集団の活動を3次元的に描き出すことができるという大変便利な道具です．

こうした装置を利用することで，現在では，脳のどの場所がどのような処理に関係しているかが，簡単に調べられるようになりました．こうした研究は，**脳機能マッピング**とも呼ばれていて，ある心の働きに対応する脳の部位を3次元の地図として描き出すというアプローチをとります．以降の章でも，こうした研究方法により得られた膨大な研究成果から代表的なものを選んで紹介してゆきます．その際，どうしても脳の部位を示す言葉を使う必要があります．ここでは，脳の3次元の地図（大まかな区画：図1.2）とそこに振られた番地（脳の番地は，ブロードマン (Brodmann, K.) という解剖学者が20世紀初頭に脳の各部位を丹念に調べ，その細胞の種類や大きさから区画分けをしたものが一般的に使われています：図1.3 (p. 8)）や名称を紹介しておきます．これから先の章で，こうした名前や番地が出てきた場合の参考にして下さい．

さらに，機能的な区画として，心の働きを支える脳の構造は，進化的に古い構造の上に被さる形でより新しい構造が層状に積み重なって実現されているといわれています．このアイデアは，マクリーン (MacLean, P.D.) という学者が唱えたもので，今でも教科書にはよく出てきます．最も古い脳の部分（は虫類の脳）は，呼吸や睡眠・覚醒という生命機能を司る「**脳幹部**」です．この上に，原始ほ乳類の脳が被さっています．この部分は，動機づけや感情の働きと密接に完成する「**大脳辺縁系**」を含んでいます．最も新しい層は，ほ乳類の脳と呼ばれ，「**大脳皮質**」がこれに該当します．この部分は，人間の高次の精神機能に関係しています．

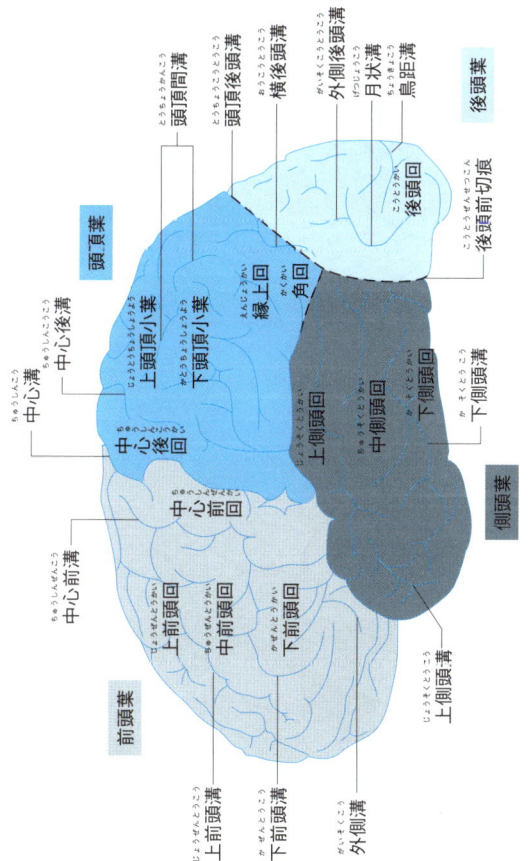

図 1.2 脳の区画

脳は、大きく4つの部位に分かれている。また多くのしわ（溝と呼ばれている）があり、その内部には皮質が降りたたまれている）があり、それにはそれぞれ名前がついている。

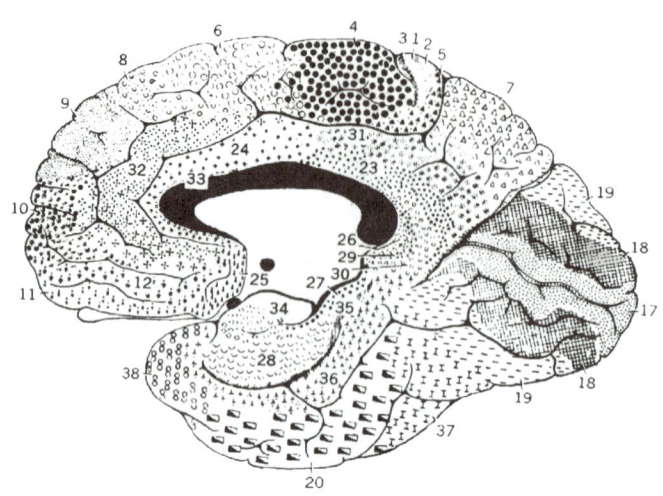

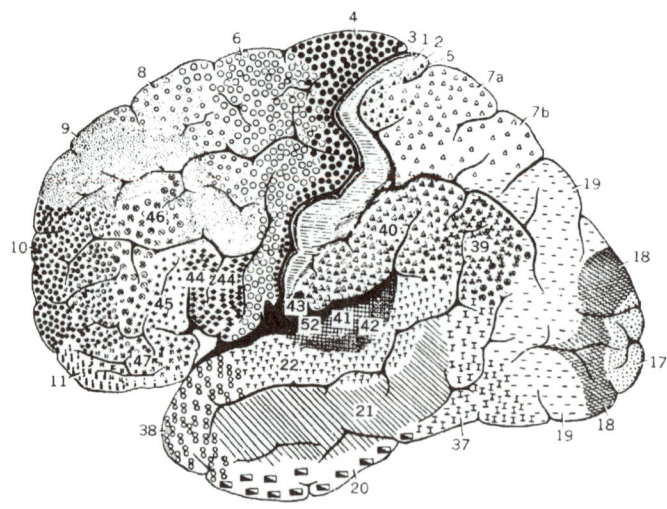

図 1.3 ブロードマンによる脳の区画につけられた番号　Brodmann, 1909
これによりおおよその部位を特定できる.

第2章

ニューロンの特性と視覚情報処理

　自律した存在である我々が外界の状態について的確な情報を得ることは，行動を選択する上で不可欠です．そのために，我々には感覚器官が備わっています．感覚器官は，外界をセンシング（外界の物理的状態を脳が扱える情報に変換する：表 2.3 (p. 13) 参照）し，その状態を脳に伝えるための変換器です．ここでは，視覚を例に，外界を知るための脳の情報処理の概要を紹介します．

2.1 神経細胞による演算

神経細胞は，**図 2.1** のような特異な構造をもった細胞です．このうち**樹状突起**と呼ばれる部分は他の神経細胞からの信号を受け，**軸索**と呼ばれる部分は次の神経へ信号を伝達します．神経細胞の演算は，樹状突起から軸索に至るまでの細胞膜の表面で行われます．神経細胞の膜は，内外に $-60\,\mathrm{mV}$ 程度の電位差が維持されており，この電位差が変動することで信号処理（演算）が行われます．樹状突起には数多くの入力が来ており，それらが**シナプス**という構造を介して次の神経を刺激し膜電位の変動を起こすことで信号の受け渡しを行っています．演算は，グルタミン酸を放出するシナプスでは興奮性の**膜電位変動 (EPSP)** を生じ，γ-アミノ酪酸 (GABA) を放出するシナプスは抑制性の膜電位変動 (**IPSP**) を生じます．これらは足し算と引き算に相当し，その和が軸索の根本まで膜電位の変動として伝播していきます．これが一定以上の値（**閾値**と呼ばれる）であれば，軸索にパルスが発生します．このパルスは，軸索表面の種々のイオンの流入と流出により形成され，1 つが約 1 msec 程度の持続時間をもちます．従って，軸索に発生させることのできるパルスはたかだか毎秒 1000 発程度ということになります（実際にはそれよりはるかに少ない）．このように，神経細胞は，アナログ演算・デジタル伝送のハイブリッド計算素子だといえます．

神経の信号伝達速度は，電位の平衡状態の破れが伝播することで成り立っており，その伝達速度は電線の中を電流が流れるスピードに比べると大変遅く，最速でもたかだか秒速 $120\,\mathrm{m/sec}$ 程度です（**表 2.1**）．現在の高速な演算素子を数多く結合した計算機では，光の速度に近い高速な信号伝達が可能な電線を用いても演算ユニット間の信号伝達経路をなるべく短くしないと，通信にかかる時間が計算スピードに対する障害になることが知られていますが，それに比べると伝達にはるかに時間がかかる神経細胞同士の信号伝達は，それ以上に時間を要します（ちなみに，2 つの神経細胞間での信号伝達，つまり 1 つのシナプスを信号が伝播するのに数 msec 程度かかるとされています）．その上，1 つ 1 つの神経細胞の演算能力は，現在用いられているシリコンベースの CPU に比べるとはるかに低く，膨大な情報（**表 2.2** に感覚器官が脳に送る情報量の推定値をあげておきました）を処理するためには複数の処理ユニットを並列して計

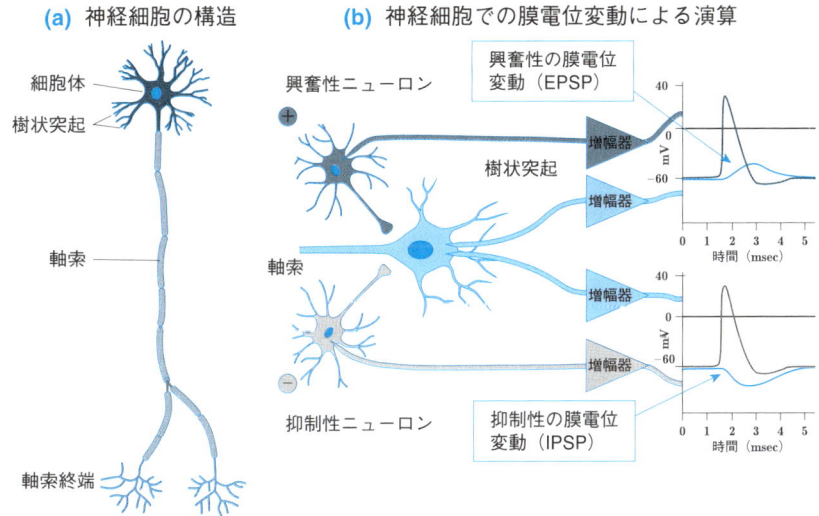

図 2.1 神経細胞の構造と神経細胞での演算　Rosenzweig, Breedlove & Watgson, 2005

神経細胞では興奮性と抑制性の入力によりプラスとマイナスの膜電位の変動が起こり，これが加算された結果が軸索に伝導し，軸索の根本での電位変動が一定以上だとインパルスが発せられる．これが次の神経の入力信号となる．

表 2.1 軸索の種類とその性質

軸索の種類	直径 (μm)	伝導速度 (m/sec)	具体例
Aα	13～30	80～120	自己受容器（筋紡錘）
Aβ	6～12	35～75	触覚（パチニ小体）
Aδ	1～5	5～30	痛みや温度（自由神経終末）
C	0.02～1.5	0.5～2	痛みやかゆみ（自由神経終末）

算を行うことで演算速度を上げる方法しかありません．実際，人間の脳には1000 億ともいわれる神経細胞があるとされています．また，より精密な処理を行う必要がある（たとえば，楽器の演奏を習う）と，その過程でより多くの神経細胞を，処理を担当する領域（この例では脳の運動野の腕や手の制御をしている部分）に割り当てるようになっています（第 4 章の脳の可塑性に関する記述を参照）．多くの演算素子（神経細胞）を並行して働かせて実用的な処理速度を満たす必要性と神経細胞同士の信号伝達には無視できない時間がかかるということから，神経細胞同士の信号のやり取りは最小限の局所的なものにならざるをえないという制約が生じます．実際，神経細胞間の情報のやり取りは，皮質のたかだか数 mm^2 程度の範囲内でしか起こりません．人間の脳のように大きな脳では，1 つの感覚を担当する領域（たとえば，視覚を担当するV1（17 野）ですらこの範囲を簡単に超えてしまいます．

毎秒 1000 万 bit にものぼる情報を処理する必要がある視覚系（**表 2.2**）は，人間の感覚の中でも扱う情報量の最も多い感覚システムです．そこには，形を認識するために必要な明暗の状態だけでなく，色や 3 次元の位置（奥行き），それに対象や自己の運動状態を知るための情報が含まれています．これらの情報を全て単一の領域で処理するには神経細胞の処理能力は到底不十分です．この問題を解決するために，脳は特徴ごとに処理を担当する領域を分けるという解決策を採用しました．各領域は，それぞれ特定の視覚的特徴（色，運動，位置，形態）に特化して処理することで扱う情報量を抑えるとともに局所的な情報のやり取りを必要とする神経細胞間の演算を可能にしています．

2.2 知覚情報処理のステップ

知覚情報処理は，3 つのステップで行われています．最初のステップは，変換です．次に符号化（圧縮）が行われ，最後に環境の状態を抽出するための処理が脳で行われます．その結果として我々は，外界に対応した状態（哲学の言葉では**表象**）を手に入れることができる訳です．

外界の状態をセンシングするためになぜ変換が必要なのでしょうか．環境中の状態は，様々な物理的・化学的状態として存在します．しかし，脳が扱えるのはイオンの流入と流出が生み出すパルス（**インパルス**と呼ばれている）で

2.2 知覚情報処理のステップ

す．従って，環境の状態は脳が扱えるパルス列に変換して初めて処理が可能となります．コンピュータを利用した情報処理システムでも同じ事で，外界についてセンシングするにはまず環境の状態をコンピュータが扱える状態（デジタル信号）に変換します．

この作業は，感覚器官（視覚では眼の網膜にある桿体・錐体と呼ばれる細胞）が行います．表 2.3 のように，環境の色々な状態に対してその 1 つ 1 つに

表 2.2 感覚系が扱うことのできる情報量と反応系が処理できる情報量の対比　Norretranders（柴田），2002

入力	出力
● 視覚：1000 万 bit/sec	● 黙読：45 bit/sec
● 聴覚：10 万 bit/sec	● 音読：30 bit/sec
● 触覚：100 万 bit/sec	● 校正：18 bit/sec
● 味覚：1000 bit/sec	● タイプ：16 bit/sec
● 嗅覚：10 万 bit/sec	● ピアノ演奏：23 bit/sec
	● 2 つの数のかけ算と足し算：12 bit/sec
	● ものを数える：3 bit/sec

表 2.3 感覚器官の役割
外界の状態を脳が扱うことのできる信号に変換するインタフェース

物理的状態	インタフェース	心理的状態
光（電磁波）	目（網膜）	明るさ・色
音波	耳（蝸牛の基底膜）	音の大きさ・音程
水溶性の化学物質	口内（味蕾）	味
気化した化学物質	鼻の奥	におい
物理的変位	皮膚	触った感じ
温度	皮膚	暖かさ・冷たさ
過剰な刺激	全ての感覚器（特に皮膚）	痛み
体の状態	関節や筋肉・三半規管	手や足の位置及び体位

対応した感覚器官があり，必要な情報の変換を行っています．変換された情報は，何らかの符号化の過程を経て脳に送られ，そこでさらに処理され，結果として我々の知覚体験（表象）を生ずることになります．表 2.3 (p. 13) の一番右の欄には，処理の結果として我々が感ずる主観的な体験内容を例示しておきました．

感覚器官で変換された情報は，次に脳に伝達されるための処理を受けます．これは**符号化** (coding) と呼ばれています．どのような符号化を行うかは，それを受け取る処理系（脳）が送られてきた情報に対してどの程度の演算を行えるかに依存して変わります．大別すると 2 通りの符号化のやり方があります．1 つは，低い圧縮率の符号化であり，もう 1 つは高い圧縮率の符号化です．最近の携帯音楽プレーヤでは，メモリ容量を効率的に使用するために保存する音楽情報の圧縮処理が行われています．多くの場合，それは非可逆的な圧縮です．非可逆的な圧縮の場合，いったん圧縮されてしまうと元の情報を完全に復元することはできません．その代わり，圧縮後の情報量は元の 1/10 程度と大幅に小さくなります．これに対して，元の情報が復元可能な圧縮の場合（ロスレス圧縮と呼ばれているもの）には，圧縮された情報から元と完全に同じ情報を復元できます．しかし，この場合には圧縮率はたかだか 1/2 から 1/3 程度にしかなりません．ここでもデータ再現の忠実度と処理（保存）容量との間でトレードオフがみられます．

脳の情報処理における符号化は，基本的には全て非可逆的な圧縮でしょうが，擬似的には携帯音楽プレーヤでの非可逆的な圧縮と可逆的な圧縮に近い区別があります．ただし，脳の情報処理の目的は元の情報の再現ではなく，環境のセンシングにあるので，符号化された情報を忠実に復元するのではなく，そこに含まれる外界に関する情報を抽出することを目的とした処理が行われます．外界に関する情報を抽出するためには，符号化された状態で感覚器官から送られてきた情報を処理により**復号** (decode) する必要がありますが，そのためには脳の処理能力が問題となります．処理能力が十分あれば，符号化は最小限（大量の情報を含む）でもそこから環境についての情報を抽出する処理が可能です．しかし，処理能力が足りなければ，あまり多くの情報を送られても，処理容量をオーバし，実時間では対応できなくなるだけです．

そこで，小さな脳をもつ動物では，符号化段階で外界の主要な状態について

高度の符号化を行い，その結果だけを脳に送ることで，後段での情報の負荷を低減して実用的な時間内での行動選択を可能にしています．たとえば，カエルの網膜には，表 2.4 のような符号化を行う神経細胞があることが 1950 年代の研究で明らかになりました．カエルの脳は，網膜で符号化された情報に基づき，必要な行動を選択しています．たとえば，凸型が視野内を移動していると，それはハエだと判断され，それに対し舌を延ばして捕食するという行動が起こります．あるいは，頭上を覆う影は，大型の動物が近づいてきたと解釈され，逃避行動が起こるという具合です．

最初の段階で環境の状態を符号化してしまえば，後はそれに基づいて対応する行動を選択するだけですので，脳の処理にとって負担が小さく，小さな脳でも素早く行動を実行できます．しかし，早い段階での高度の符号化には当然ながらマイナス面もあります．それは，非可逆的な圧縮が行われると，圧縮された符号からは，元の状態は復元できないので，環境が実際にどうなっているのかを知ることができないことです．カエルの例に戻ると，カエルは死んだハエを捕ることはできません．これは，死んだハエがカエルにとってエサとして不適だからではなく，単純にハエの存在を検知できないからです．ハエがハエとして認識されるためには，空中を移動している必要があります．それがない

表 2.4　カエルの網膜での符号化

- **境界線検出器**
  明暗の境界に反応
- **移動境界検出器**
  移動する明暗の境界に反応
- **複雑境界検出器**
  凸状の暗い部分に反応（ハエなどが移動しているとこれに対し捕食行動を行う）
- **薄暗がり検出器**
  視野全体が暗くなった時反応（大きな動物の影により回避行動を起こす）
- **暗検出器**
  外界が暗くなってくると反応

と，ハエとは認識されず，せっかくエサになるハエが目の前に横たわっていてもカエルは捕食行動を起こせません．

　逆に圧縮の程度が小さいと，脳が処理しなければならない情報は膨大な量となり，脳にとって大変な負担（具体的にはたくさんの神経細胞をそのために用意する必要がある）となります．実際，視覚機能が発達している霊長類（いわゆるサルの仲間）では，視覚情報処理のために脳の半分以上の領域が使われているとされています．しかし，多くの神経細胞を消費するというデメリットは，処理がもたらす結果の豊かさというメリットで埋め合わされることになります．

　単純な符号化の結果だけを信じて行動するとどのようなことが起こるかを，エソロジーの研究から見てみましょう．エソロジーは動物行動学ともいわれている生物学の分野で，自然の状態での動物の行動を研究することで，行動を支配している仕組みを解き明かそうという研究分野です．初期のエソロジーの研究にセグロカモメのヒナが親にエサをねだるときに何を手がかりに親が来たと判断しているのかを調べた研究があります（図 2.2）．親の頭部に似せたボール紙で作成した模型をヒナの頭上にかざし，ヒナが示すエサをねだる行動の頻度により数量化したところ，セグロカモメの親の頭部の特徴である黄色いくちばしの先に赤い点がついているという組み合わせが重要なことが分かりました（特定の行動を引き起こす鍵として作用するパターンは，エソロジーでは「鍵刺激」と呼ばれています）．この模型を示した時のヒナの反応を基準として，模型の特徴を様々に変えたときの反応強度を調べてみると，奇妙なことに本物に一番近い模型よりも更にヒナが強く反応するパターンが存在することが分かり，「超正常刺激」と名付けられました．それは，くちばしが本物以上に細長くかつ頭部全体が赤く塗られた模型でした．人間が見れば，どれが本物の親に一番近いかは簡単に答えられるにもかかわらず，セグロカモメのヒナにとっては実物以上に実物らしいものが存在することになります．こうした違いが生ずるのは，符号化により圧縮された情報をどこまで復元できるかは脳の処理容量（つまり脳の大きさ）に依存しているからに他なりません．人間でも，人工甘味料のように，本来の砂糖以上に甘く感ずる化学物質が作られていますが，これも味覚に関しては人間も感覚器官レベルで高度の符号化を行い，復元可能性が限定されているためではないかと考えられます．

2.3 V1 での情報復元

大きな脳をもつ動物が視覚を通じて外界を認識する時にどのような処理を行っているのかについては，初期には主としてネコやサルでの大脳生理学者の研究により，また近年では，人間での神経イメージング法を用いた非侵襲的（脳内に計測のために直接アクセスしないで間接的に脳の働きを調べる方法）な研究から，多くのことが分かってきました．

網膜からの信号が最初に到達する大脳皮質の領域はV1と呼ばれている後頭葉にある部分です．ここの神経細胞は，網膜の特定の位置に対応しており，**受容野**（特定の神経細胞が受けもつ視野の範囲）内に現れた刺激に対しもっぱら応答します．網膜から V1 には，視野の特定位置が V1 の特定部位と 1 対

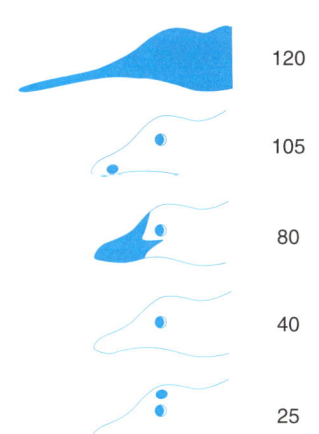

図 2.2 セグロカモメのヒナの給餌行動の強さ Tinbergen & Perdeck, 1950

ボール紙で作成した親の頭部の模型をヒナに示すとエサを求める行動が行われるが，その強度を評定したもの．親の頭部に最も忠実な模型に対する反応強度を 100 とし，他の模型に対する相対強度を数字で示している．全体が赤く塗られてくちばしのとがった模型が親の忠実な模型よりも反応強度が大きいことに注意．

1 で対応（視野対応）しています．こうした空間的な対応については以前から知られていましたが，視覚機能についての細胞レベルでの活動を調べる大脳生理学的研究がスタートした 1950 年代当時には，個々の神経細胞が何をしているのかについては全く分かっていませんでした．

　最初のブレークスルーは，ヒューベル (Hubel, D.H.) とウィーゼル (Wiesel, T.N.) という 2 人の生理学者の研究からでした．彼らは，ネコを対象に実験を行っている時，偶然に**後頭葉**の V1 にある神経細胞が，特定の傾きをもち特定の方向に動く線分に強く応答する（生理学者は，神経細胞の応答の程度を評価する指標として，通常一定時間内に発するパルスの数を用います．これは**頻度符号** (rate code) と呼ばれている情報の符号化です）ことを発見しました．さらに，神経細胞はその反応パターンから 3 種類あることが分かり，それらは，**単純細胞**，**複雑細胞**，**超複雑細胞**と名付けられました．彼らは，さらにこれら 3 つの細胞が階層的に配線されることで，形態に関して次第に高次の復号（処理）を行っているというモデル（**図 2.3**）を提案しました（今ではこのモデルそのものは必ずしも正しくないとされています）．

　その後の研究で，網膜での符号化は 3 つの異なる空間・時間帯域に基づいて行われており，それらの情報チャンネルに対応して V1 にも 3 つの分離した領域（**ブロブ** (blob)，**インターブロブ** (interblob)，それ以外）に分かれていることが判明しました．特に，早い時間応答特性と低い**空間周波数**特性（これは，単位角度当たり何本の縞があるかという音波での時間を空間に置き換えた解像度の表現方法）をもつ**大細胞系**とその逆に低い時間応答特性と高い空間周波数特性をもつ**小細胞系**の 2 つが重要な役割を担っています（大細胞系と小細胞系という区別は，**外側膝状体**での神経細胞の外見を元にした分類です．この分類は，網膜レベルでの機能的区別を元にした分類，**過渡型チャンネル** (transient channel) と**持続型チャンネル** (sustained channel) にそれぞれ対応しています．後者の用語は，意識を扱った第 7 章で登場します）．このうち，大細胞系は動きの検出や空間的な定位に関わる背側系にとって重要なチャンネルです．また，小細胞系は，形態知覚と色彩に関わる腹側系に主として情報を伝達するチャンネルとなっています．これ以外に，**コニオ系** (Koniocellular) という色彩（特に青—黄）に関わるチャンネルもあります．

2.4 パターン認識のための前処理

前節のヒューベルとウィーゼルの研究は，パターン認識を行うために脳が何を行っているかについて突破口を開いたという点で重要な発見でしたが，初期の視覚情報処理過程（V1〜V4，MT レベルの処理）は当初想定されたようなパターン認識そのものに関わるというよりも，むしろ，そのための前処理ともいうべき処理を行っています．安定したパターン認識を実現するためには，その前段階として 2 つの前処理が必要になります．その 1 つは安定性の確保です．もう 1 つは，領域の分割です．認識の対象となる領域は視野の一部であり，その領域を他の周辺領域からうまく分離できなければ，パターン認識は不可能となります．このこと（心理学では**図地分離**と呼ばれている）をうまく利用して敵から身を守る自然の知恵がカモフラージュです．カモフラージュとは，自分の外見を背景と酷似させることで，図地の境界を不鮮明にし敵から発見されにくくする昆虫などによく見られる進化的な適応戦術です．

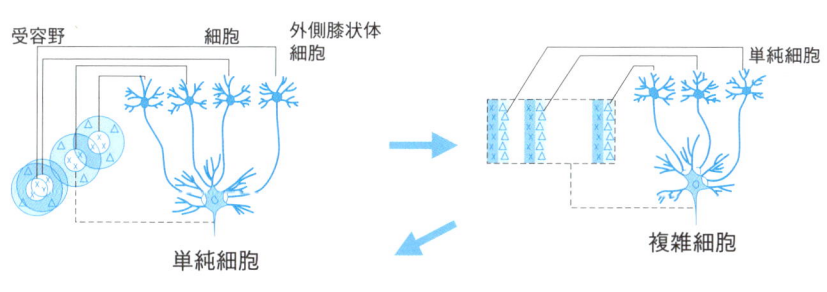

図 2.3 ヒューベルとウィーゼルが提案した V1 での形態処理のための神経回路モデル　外山，1983

外側膝状体からの入力で単純細胞が駆動され，この出力が複雑細胞を，さらに複雑細胞が超複雑細胞を駆動するという階層構造になっているとされた．

まず，安定性の問題ですが，網膜から送られてきた情報は，いろいろな要因により変動します（表 2.5）．しかし，我々が知覚する世界（表象）は，そうした不安定さをみじんも感じさせません．たとえば，眼が動く度に網膜上に投影された外界の像は全体として運動方向とは逆方向に移動します．これは，像のブレという形で情報の中断をもたらします．同様に，瞬きはまぶたが眼球表面を覆うことで眼に対する入力をカットします．眼球の移動，特にいわゆるキョロキョロとした眼の動き（**サッケード** (saccade)）は，1 秒間に 3 回程度，瞬きは 1 分間に数回程度起こります．しかし，我々は日常生活ではこうした情報の中断をほとんど自覚しなくてすんでいます．これは，考えてみると随分高度な仕組みだといえます．余談ですが，最近のデジタルカメラには手ぶれ補正装置が組み込まれるようになり，撮影時のカメラの動揺の影響を低減してくれるようになりましたが，ビデオカメラでは（手ぶれ補正は行われていても）撮影者がカメラを動かしている間も撮像が中断するようにはなっていません．素人が撮影したビデオをみると，よくカメラを移動している最中も撮影が継続しているため，見ていて気持ちが悪くなることがあります．ビデオカメラの移動を検出して撮像を止める装置が組み込まれていれば，うっかり撮影状態でカメラを振り回して無駄な撮影をすることがなくなり，後で編集が楽になりそうに思えます．

像のブレ以外にも，光源の状態が変わることによる表面の明るさや色合い変化や対象と視線のなす角度が変わることによる投影像の変形など，網膜レベルでは種々の変動が生じています．スムーズに視覚情報処理を行うためには，こうした変動要因を取り除き，安定した情報を確保する必要があります．これは，工学分野の画像処理でいうところの処理の**ロバスト性** (robustness) を確保する（つまり，視点が変わることや光源の状態などで入力が変動してもいつでも同じ結果が得られるようにする）ということです．

次に，図地分離の問題ですが，このためには初期の視覚情報処理段階（具体的には，V1 から V5 あるいは MT と呼ばれる段階）で抽出された外界の様々な特徴を基に，同一の領域（面）を区分する処理を行っています．同一かどうかは，共通の特徴をもっているかどうかで判断されます．たとえば，図 2.4 のように，線分の傾きが違う領域同士は**きめ** (texture) の違いを生ずるので，これによる面の分離が可能になります．きめとは，表面の模様の違いから生ずる細かな明暗のパターンの違いです．具体的には，タイルの配列や絨毯の模様，

木目など様々な表面の細かな形状の違いは，規則性のある局所的な明暗の違いを生じ，それが V1 の傾きに応答する細胞を刺激することになります．V1 の細胞は，異なる傾きなどに対応した細胞が柱状構造をなして配置されており，図 2.4 のようにきめの一部が他の領域とは異なる規則性をもっていると，それが 1 つの領域を形成する面として周辺の領域から分離されます．これ以外にも，V1 や V2 には**両眼視差**に応答する細胞があり，これも領域の分割に重要な役割を果たしています．このように，初期段階の処理では，線分の傾き以外にも両眼視差や運動方向，さらに色彩の違いに特化して反応する領域があり，これらが総合的に働くことで対象を構成する複数の面を相互に分離することを可能にしています．

表 2.5　入力データの変動要因

- ●環境要因
  明るさや光源のスペクトラム特性
  光源の位置など
- ●感覚器官の要因
  眼球運動に伴う像のブレ
  瞬きによる入力の中断
  固視微動に伴う網膜像の移動
- ●対象と感覚器官の位置関係の要因
  網膜像の大きさの変化
  視線に対する対象の向きの変化 → 網膜に投影された像の形状変化

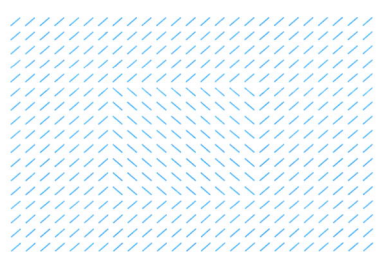

図 2.4　きめの違いによる領域の分割

2.5 部分と全体の知覚

「トンネルを抜けるとそこは雪国だった」というのは川端康成の有名な小説『雪国』の文句ですが，突然目の前に視界が開けた場合に，視界に映ったものが何かを理解することが特に難しいとは感じないと思います．しかし，そのような光景には通常多くのものが含まれています．そこには外の景色であれば，背景となる空や地面，山に加え，複数の個物などが含まれていることでしょう．我々がこうした多くの個別の情報からなる光景を見たとき全体が何を意味しているかを即座に知覚できることは，視覚実験でも確かめられています．この種の初期の実験では，ごく短い時間だけ 1 枚 1 枚違った風景写真を次から次へと提示（この方法は，**急速継時提示法** (rapid serial visual presentation: RSVP) と呼ばれ，近年の研究（特に**注意**機能に関連したもの）ではよく使われています）し，その中に特定の種類の写真があるかどうかを判断させると，100 msec 程度のわずかな時間でもかなり正確に指定された種類の写真があるかないか判断できることが分かっています．つまり，我々はちらりと見ただけでも，光景が何を描いているかを知ることができる訳です．これを光景の全体性あるいは要旨 (gist) の知覚と呼ぶことにします．

光景の全体性の知覚は，脳のどの部位が関わっているのでしょうか．これに関わる興味深い脳の障害があります．それは，**同時失認** (simultanagnosia) と呼ばれている特異な障害です．この障害は頭頂葉と後頭葉の境界あたり（**角回**と呼ばれている領域）が両側とも損傷を受ける（幸い，こうした両側の対応部位が共に破壊されるようなことはめったに起こりません）と起こることがあり，光景が全体として何を描いたものかを即座に理解できなくなります．また，視線の動きを調べると，通常なら光景に含まれる個物を順番に走査してゆきますが，同時失認の人は，特定の個物を見ることはあっても，他の個物に眼を動かさずに絵から視線がさまよい出たりします．

こうした症例や機能的イメージング研究などから，光景の全体性を知覚するためには頭頂葉へ向かう情報の流れが重要な役割を果たしていることが分かってきました．頭頂葉に向かう視覚情報の流れは，対象の位置情報 (where) と対象に対する取り扱い方法 (how) を司るとされています．具体的には，空間内の移動，**空間知覚**やものの操作，眼球運動や注意（注意については 3 章で述

べます）の制御などで必要となる処理を行っています．光景の全体性の知覚も，こうした空間との相互作用に必要な機能の一部だと考えられています．

これに対し，光景内に含まれている複数の個物はどのように知覚されるのでしょうか．特定の個物が何であるか分かるためには，**下位側頭葉**の処理が重要です．このことも，脳損傷による障害が明瞭に例示してくれます．後頭葉から下位側頭葉に向かう情報の流れが途中で遮断されると，**視覚失認** (visual agnosia) と呼ばれる障害が起こることがあります．この障害は，個物が何であるかを理解できなくなるというこれまた特異な障害です．損傷を受けた場所が，V1 に近い場合には，目の前のものをコピーすることもできなくなりますが，より側頭葉に寄った場所が損傷を受けた場合には，コピーはできてもそれが何だか言えないという奇妙な状態になります．ある患者は，にんじんを見て，「下の方はとがっていて堅そうで，もう一方は羽毛のような状態だ」といい，さらに「箒のようなものだとしてもおかしくない」と最終的に判断しました．

同様に，後頭葉から下位側頭葉に向かう情報の流れの途中が障害を受けると，様々な個物の認識に障害が出ます．**相貌失認** (prosopagnosia) と呼ばれる障害もその 1 つです．これは，知っている顔が誰だか分からないというやっかいな障害です（顔かどうかあるいは性別などは分かる）．なんと自分の顔すら自分だと分からなくなります．でも，声を聞くと知っている人なら誰だか分かるので，特定個人に関する知識をなくした訳ではありません．失認の症状から判断すると，後頭葉から下位側頭葉への情報の流れの途中には，**再認**（見知っているものをそれだと判断する能力）に不可欠な記憶と具体的な形状を対応させるという処理が行われているようです．

2.6 側頭葉での形態知覚処理

網膜から送られた情報は，V1 では視野のそれぞれの部位に対応した空間的な処理が行われ，その後，色や運動など個別の特徴ごとに後頭葉で前処理され，領域に分割されます．その後，特定の個物が占める領域が選択され，その領域が優先的に下位側頭葉で処理されることになります．その結果として，貯蔵されているその個物に関する記憶情報がアクセスされます．アクセスが成功することはそれが何であるかが認識されることに対応します．この一連の過程

が個物が認識される処理の概要です．記憶にアクセスできたら，次に記憶から引き出された情報は再度後頭葉と下位側頭葉の接合部位付近にあるバッファに戻され，そこで具体的なイメージを表象している神経細胞群との対応関係を調べることになります．これがうまくいって初めて，我々は個物を自覚的に認識したと感ずることができる訳です．具体的形状の表象と記憶情報との照合に失敗すると，既に紹介した失認という状態になります．意識的知覚とフィードバック処理との関係については，6章でお話しします．

下位側頭葉に送られた情報は，どのように個別の記憶情報にアクセスできるのでしょうか．そのためには，特定の個物が何であるかを解析する必要があります．これは，パターン認識処理です．これについては，日本の理化学研究所の田中啓二の研究が世界的に評価されています．田中のグループは，サルの側頭葉の神経細胞からその発火（神経細胞がインパルスを出すこと）を記録し，側頭葉で形態知覚がどのように行われているかを詳細に調べ上げ，側頭葉の最初の段階に刺激の形状を構成するパーツとなる中間段階の特徴マップがあることを明らかにしました．

側頭葉の細胞は，V1レベルで見つかった単純な線分の傾きに応答する細胞とは異なり，かなり複雑な形状に応答します．たとえば，顔を構成する個々のパーツ（口や眼，耳など）に応答する細胞があれば，それらの論理積が成り立つと，顔があると判断できるでしょう．実際，下位側頭葉の**特徴抽出**細胞には，唇に反応するものが見つかっています．面白いことに，この細胞はピーマンにも反応します．これは，唇とピーマンが共通した視覚形状をもつからだと思われます．形状が同じであればカテゴリーとしては全く違う顔と野菜に共通して反応するという事実から，この部位の神経細胞がパターン認識において個物を構成する特徴を検出していることが裏付けられたといえます．

下位側頭葉のさらに先には特徴を統合した状態に反応する細胞があり，これが記憶との照合のノードになっています．具体的に知られているのは，顔や手に応答する細胞です．かつては，「**おばあさん**」**細胞** (grandmother cell) のように具体的な特定の個人を認識する細胞があるのでは，という考えが提案されましたが，個別の対象を認識するためにそれぞれ別の細胞を割り振るというのは，あまり効率のよい方法ではないし，万が一その細胞が壊れた場合には，特定の個物（個人）が選択的に認識できなくなるという障害が起こってしまう

(実際にはそのような障害は見つかっていない) ことになり，脆弱なシステムになりかねません．実際には，顔のような特定カテゴリーごとに複数のノードをもち，それらが集団として個人を表象しており，そこから記憶情報へのアクセスと具体的な視覚情報へのフィードバック照合が行われていると考えられています．

2.7 3次元空間内の対象との相互作用と頭頂葉

　外部の事物と関わるときには，しばしば時間的な制約が課せられています．たとえば，飛んでくるボールをよけるためには，ボールが自分に届く前に行動を起こさなくてはいけません．また，何かを掴もうとして腕を伸ばしたときにも，手が対象に届くまでに対象を捕まえるための準備を終えておく必要があります．つまり，環境との相互作用には，リアルタイム性（早さ）が要求されます．これに対して，ものを認識する下位側頭葉の処理では，かならずしもスピードが重要とは限らず，むしろ正しく対象を同定することが重要です．そのためにも，下位側頭葉の処理では，前節で述べたように，記憶との照合及び情報のフィードバックによる形状の確認が行われています．

　視知覚に関わる脳の情報処理がどのように行われているかに関して，心理学では2つの対立する考え方がありました．1つは，アメリカの心理学者ギブソン (Gibson, J.J.) が提案したアイデアで，外部の世界には知覚を可能にするに十分な情報が含まれており，我々の知覚は，その情報を利用して実行されているという立場です．もう1つは，19世紀の物理学者で音響学者でもあったヘルムホルツ (von Helmholz, H.) が提案したアイデアで，外部世界の情報は不十分で，そこには不足を補うために記憶などに基づいた「**無意識の推論**」が必要だとするものです．この2つの考え方は，長く知覚研究者には対立する立場だと受け取られていましたが，よく考えてみると，2つの立場は2つの異なる処理要件を反映したものであることが分かります．それは，スピードと正確さという制約条件です．環境と関わっていくためには，処理は実用的な時間内で終了する必要があります．しかし，形態を認識する場合には，スピードも必要ですが，それ以上に正確に対象を知覚することが重要になります．こうした処理のもつ制約条件の違いが，外部の情報に依存して行われる**頭頂葉系の処理**と記憶情報を活用

しながらフィードバックを伴って行われる下位側頭葉での処理の違いとなって現れてくる訳です．

頭頂葉系は，空間との相互作用に関わる処理を行っていますが，具体的には空間（奥行き）の知覚，対象の操作，空間の移動（navigation），それに眼と注意の空間的制御（これについては，次章で紹介します）に関係しています．

2.8　対象の操作

頭頂葉での処理には，表 2.6 に示したような特徴があります．リアルタイム性については，既に触れましたが，頭頂葉へ送られる情報は，網膜レベルからより伝達が早いタイプの情報（大細胞系と呼ばれている）が主となっています．この情報チャンネルは，既に網膜の**神経節細胞**（視神経にパルスを送り込む神経細胞）において時間分解能が高く空間分解能が低い（細かい違いを見分けられない）という特徴があり，より早く脳に情報を伝達するというリアルタイム性を重視した特性を示しています．

無自覚性とは，身体の制御の基になっている情報は，基本的に意識に上らないままに，あるいは意識に上る前に身体をコントロールしているという意味です．たとえば，速い動きに対応して身体を制御する場合には，動きの状態を自覚する前に身体が反応しているという経験は誰にでもあるのではないでしょうか．「とっさに手を伸ばして掴んだ」とか，「反射的に手を引っ込めた」というような表現が当てはまる動作は，その制御に外界の自覚が必要でないことをうかがわせるものです．

我々の身体の制御が外界の自覚を伴った知覚（見えている状態）に基づかない場合があるということを示す興味深い実例があります．それは，視覚失認患者の症例です．視覚失認とは，下位側頭葉系の途中に障害を受けたため個物の認識に障害が出ている患者が示す症状です．この研究は，ミルナー (Milner, A.D.) とグッデール (Goodale, M.A.) という 2 人のイギリス人研究者が行ったものです．対象となった患者は，下位側頭葉系に損傷があるため，視覚失認に加えてものの傾きを正しく知覚できなくなっていました．たとえば，特定の傾きに合わせて板を傾けるということができません．そうしようとすると，板の傾きは似てもにつかない角度になってしまいます．ところが，この患者がポス

トに葉書を投函する時には，何の問題もなく投函口に合わせて葉書の向きを制御できます．投函口は通常，水平なのでそれが可能だったという訳ではなく，実験的にいろいろな傾きの投函口を用意してそれに葉書を投函してもらっても，ほぼ正確に投函口の傾きに合わせて葉書を投函できました．傾きの「みかけ」を再現することができないにもかかわらず，行動的にはその傾きに応じた制御が可能だというこの患者の行動は「**解離** (dissociation)」と呼ばれています．解離というのは，複数の行動のうちの1つが，それ以外は健常な機能を保っているにもかかわらず，脳の特定の領域の障害のため選択的に影響を受けている状態をいう神経心理学の用語です．ミルナーとグッデールは，こうした結果を基に，下位側頭葉系で処理した結果は意識的知覚をもたらすが，頭頂葉系は意識を伴わない行動のみが起こると主張しています．

　頭頂葉系の処理の第3の特徴は，局所性です．局所性とは，局所的な状態に依存した反応制御が行われるという意味です．我々の知覚は，局所（これは網膜上に投影された視野の限定された部分からの情報を反映しています）のみでなく，その周辺からの情報を考慮した処理が行われています．その一例は，

表2.6　頭頂葉系の処理の特徴

- ●外界と相互作用するための処理
  - 外部の対象を操作する
  - 外部の対象に対する注意の制御
  - 環境中の移動
- そのためには
  - ▶空間の表象
  - ▶自己の身体の表象
  - ▶自己と外部との関係性の表象
  - ▶身体（筋）の制御
- こうした処理をリアルタイムで行う必要がある

図 2.5 (a) に示したような錯視図形です．この図形では，中心の円を囲む周辺の円の大きさが大きいものと小さいものでは，物理的には同じ大きさの時（上の組）にはかえって中心の円の大きさが違って見えます．むしろ，実際には大きさが違っている方（下の組）が同じ大きさだと見えます．これは，対比と呼ばれている現象の例ですが，こうした対比は色や明るさでも起こります．

知覚が周辺の情報も考慮したより大局的な情報処理の結果であるのに対して，対象に働きかける（図 2.5 (b) のような図形の中心部の円を掴もうとする）時には，反応の制御はより局所的な情報に依存していることが，中心部を掴もうとするときの指の広がり方から推測されています．我々がものを掴むときには，対象の大きさに従って指の開き具合を変化させます．その広がり方を測定することで，頭頂葉系がものの大きさをどのように評価しているかを知ることができる訳です．こうして実験した結果，ものの大きさに対する頭頂葉の判断は，下位側頭葉系による通常の知覚的判断に比べ，**錯視**（illusion: 錯視には色々な種類があるが，この場合は周囲を囲む円との対比による中心の円の大きさの知覚のズレ）の影響を受けにくいことが判明した訳です．

2.9　空間の知覚

網膜は 2 次元の平面であり，奥行き方向の情報は像が投影された時点で失われてしまいます．しかし，我々は豊かな奥行き感を伴って外界を知覚しています．これは，どのような仕組みによるのでしょうか．この問題は，知覚研究の古くからのテーマですが，未だに完全には解決されていません．

奥行き感を生む技術として，昔から利用されているのが**両眼立体視**を利用した立体感の再現です．博覧会のようなイベントがあるたびに，目玉商品として大きなスクリーンで立体感を伴う映像が映写されます．こうした上映では，観客はたいてい何らかの立体メガネをかけて映画を見ます．2 つの映写機からスクリーンに投影された左右にズレのある映像を，立体メガネを使って左右それぞれの眼に振り分けることで，**両眼視差**が生み出されます．この両眼視差により，スクリーンから像が飛び出すという印象が作られることになります．立体映画は，仕掛けが大げさでそれに応じてコストがかかる（フィルムも撮影用のカメラも，さらには映写機も 2 倍必要とします）割りには，得られた立体感

は，スクリーンから像が手前に飛び出してくるというだけで，通常の（非立体）映画とそれ以外の点ではそう大きく違いません．通常の映画でも，特にワイドスクリーンだと，スクリーンの奥に向かって世界が広がっているという奥行き感が十分得られます．つまり，両眼立体視がなくても世界が平面に見えないどころか，十分な立体感があります．これは簡単に確かめられます．ためしに片眼をつぶって見てください．それでも世界はフラットにはならないでしょ

(a) エビングハウスの錯覚：上の組と下の組を比べて見て真ん中の円は，どちらの組が同じ大きさと見えるだろうか？ 実際にはどうだろう？

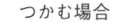

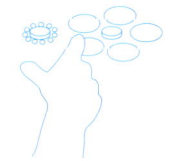

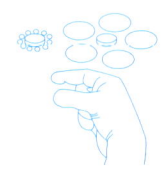

(b) つかむ場合と大きさを見積もる場合では，錯視量が違う

図 2.5 知覚と反応制御では利用している入力情報に違いがあることを幾何学的錯視を利用して実証した実験の様子　Milner & Goodale, 2008
幾何学的錯視とは，物理的刺激布置と見えの間にズレがある（この例では中央の円の大きさが周囲を囲む円の大きさの影響で違って見える）現象をいう．形態知覚を処理する下位側頭葉系の出力である見えの状態は，反応制御（指の広がり）を指標とした大きさ判断に比べ錯視量が大きくなる．

う．これは，表 2.7 にあげたように，奥行きを知覚する手がかりは複数あって，それらが総合されて立体感が生まれているからです．

脳が奥行きに関する情報を総合的に処理した結果として我々は 3 次元の世界をそれらしく知覚できている訳です．立体感は脳の働きで生まれているということが，脳の一部に損傷を受けると立体感が喪失する場合があることから分かります．これは，第 1 次世界大戦で，機関銃の弾が頭を貫通したために両側の頭頂葉から後頭葉の領域にかけて損傷を受けた患者の古い臨床報告に見られます．この患者は，「世界が平らになった」と感じており，実際，奥行きのあるもの（たとえば，上の面がない 4 角い箱）を見ても，奥行きのない平面的な形だと判断してしまいました．この領域は，2.6 節で紹介した同時失認の患者が障害を受けている部位と重なる領域です．つまり，外界に対応した 3D の世界を脳内に作り上げているのがこの頭頂葉から後頭葉にかけての領域だということになります．

2.10 環境中の移動

迷子にならずにある地点から別の地点へ移動するためにはどのような機能が必要でしょうか．人間が空間を移動する際には，大きく分けて 2 つの機能を利用しています．1 つは，移動方向を選択する機能です．これは目的地がどの方角にあるかを知らせてくれます．いわば，脳のコンパスです．もう 1 つは，目印に基づく移動です．具体的には，「タバコ屋の角を右に曲がってから信号を 2 つ過ぎたところにコンビニがあるので…」というように，他人に道順を教える時に使われる分岐点となる目印（ランドマーク：landmark と呼ばれている）を基準に道をたどるというやり方です．この 2 つの空間移動時に利用する機能は，脳の機能としては独立しています．ちなみに，男性はおおまかな方角に頼り，女性はランドマークに頼って空間を移動する傾向が強いとされています．

脳の一部に損傷を受けた結果，道に迷うようになった症例を調べた神経心理学的研究から，この 2 つの空間移動に関わる機能は，それぞれ 2 つの下位の機能から構成されているといわれています．移動方向を定める機能に含まれるのは，自分と外部の対象との関係を処理するモジュールと移動すべき方角を定めるモジュールです．自分と外部の対象の関係（自分との関係で空間を表象す

る能力）は頭頂葉の後部が関わっており，この部位に損傷を受けると対象をうまくつかめなくなったりものの前後関係が分からなくなったりする上に，地図を頭に思い浮かべることができなくなります．外部の世界と自身との空間関係が把握できなくなった結果として，損傷を受けた患者は自分がどこにいるのかが分からなくなったり，外を出歩くことができなくなったりします．もう1つのモジュールは，**後部帯状回** (posterior cingulate) にあり，外部の目印を手掛に自分が移動する方向を定める機能を果たしています（図 2.6 (p. 32)）．この部位に損傷があると，環境中で自分がどちらに向かえばいいのか分からなくなります．日本で報告されている例をあげると，あるタクシーの運転手は，仕事中にこの部位の機能が損なわれたため，それまで何の問題もなかった慣れた街中で，見知った建物や目印はそれと分かるのにもかかわらず，突然目的地の方角が分からなくなり途方に暮れてしまったという報告があります．ちなみに，方向音痴がどのような機能の障害によるのかを調べた私の研究室での実験では，自分が方向音痴だと答えた人は，目隠しをしてある場所がどちらの方角になるかを答える課題やよく知っている大学構内の写真を見てそこから付近の建物の方向を答える課題での成績が悪く，移動方向を定める機能に問題があることが分かりました．

表 2.7　空間知覚（3D 空間内の対象の位置や距離の判断）で利用される手がかり

- ●両眼の手がかり
  - 輻輳
  - 両眼視差
- ●単眼の手がかり
  - 運動視差
  - 絵画的手がかり
    - ●線遠近法・色・大気遠近法・きめの勾配
    - ●高さ・向き・陰影・対象の重なり・相対的大きさ

目印を基準に道順をたどる機能に関係するのは，**ランドマーク失認** (landmark agnosia) と呼ばれている見知った街の風景を見てもそれが見たことがあると分からなくなる障害です．これは，対象知覚や空間知覚そのものの障害ではなく，対象（ランドマーク）が自分にとって見慣れたものかどうかが分からなくなるという再認記憶の障害です．ちなみに，同様の障害が顔について起こった場合には，相貌失認と呼ばれています．これは，ランドマークの再認に関わっている**舌状回** (lingual gyrus: 図 2.6) の一部が損傷を受けると起きることが判明しています．もう1つは，新しい環境で道順を覚えるためのモジュールで，**海馬傍回** (parahippocampal gyrus: 図 2.6) が関わっています．海馬傍回は，その名からも分かるようにエピソード記憶にとって重要な海馬の近くにある構造です．この部位は，機能的イメージング研究では，街並みを知覚している時に活動することからも，道順を習得するのに必要な新たなランドマークを覚え，これによりランドマークを利用した道順の学習を助ける機能を果たしています．

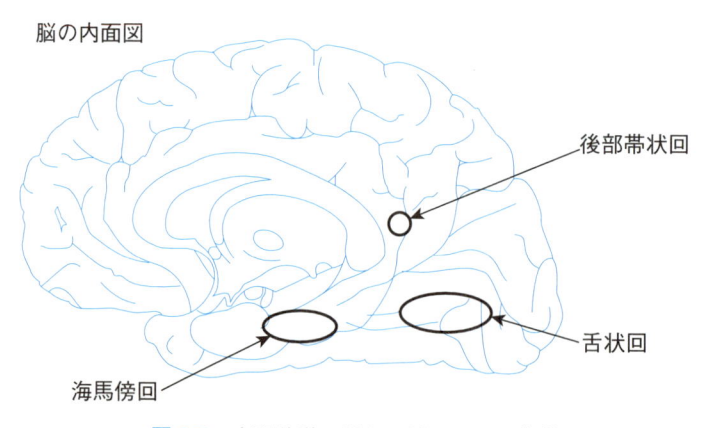

図 2.6 空間移動に関わる脳の2つの部位

演習問題

1 網膜の構造を調べてみよう．網膜の構造には工学的には合理的とは思えないところがある．それは何だろうか．
2 鏡の前で眼を動かしてみよう．自分の眼が動いている様子を見ることができるだろうか？
3 形態知覚のために必要な処理について順を追ってあげてみよう．

さらに理解を深めるために

『視覚の冒険 ― イリュージョンから認知科学へ』
　下條信輔著　産業図書　1995
『もうひとつの視覚 ― ＜見えない視覚＞はどのように発見されたか』
　メルヴィン・グッデイル，デイヴィッド・ミルナー著　（鈴木光太郎，工藤信雄訳）　新曜社　2008
『アフォーダンスの心理学 ― 生態心理学への道』
　エドワード・S・リード著　（細田直哉訳）　新曜社　2000

第3章

情報を選択する
― 注意の機能

　感覚器官には外部から多くの情報が入ってきます．しかし，その大部分は当面する課題とは無関係な情報です．その中から必要な情報を選び，それを優先的に処理することで処理能力に過度の負荷をかけずに適切な情報を得るという目的が達成できます．こうした脳の働きは，「**注意** (attention)」と呼ばれています．

3.1 注意の2つの機能

　注意には表3.1のように，2つの機能があります．それは，選択と集中・維持です．選択は，必要な情報源を選んで情報を処理する働きであり，集中及び維持は，選んだ情報源から注意を逸らさずに処理し続ける働きを意味しています．これら2つの機能は，相補的に注意の働きを支えています．

　視覚を例にとると，選択の働きは日常的には眼の動き（特にサッケードと呼ばれているいわゆるキョロキョロした動き）により実現されています．人間の眼は，場所によってセンサの密度に違いがないデジタルカメラの光センサとは異なり，網膜の部位により光に応答する細胞の密度が変化します．その結果として，我々はあまり意識しませんが，**黄斑部**と呼ばれている網膜の中心部から視野の周辺に向かうにつれ視力は急激に低下します（図3.1）．そのため，人間は，見たいものがあれば，あるいはよく見ようとすれば，それに眼を向ける必要があります．そうすることで対象は最も視力のよい黄斑部に結像します．視力検査で得られる視力は，この黄斑部の空間分解能を反映したものです．

　対象に眼を向けたからといって対象がもつ情報を十全に処理できるとは限りません．「心ここにあらざれば見れども見えず」といういい方があるように，眼を向けた対象に対し，一定時間注意を集中していないと，対象は高次の処理系が利用できるほど十分に処理されません．これは，日常的には**凝視**という行動に反映されます．凝視とはじっと対象を見つめる状態をいいます．人間の眼は，先ほど述べたように，サッケードという早い動きにより視野の中を次から次へと移動していきますが，目指す場所に到達すると，そこでしばらく停留します．これが凝視です．その時間は，処理すべき対象の内容に依存して変化しますが，一般に数百msec程度です．凝視している間は別の情報がやってこないので，高次の中枢は送られてきた情報パケットを処理することに専念できます．もし，その間に別の情報パケットが送られてくると，どちらを処理してよいのか決めなくてはいけないので，処理系には余分な負担がかかります．これは，「干渉」という形で行動に影響することになります（この点については，第7章で**注意の瞬き**現象について説明する際に詳細を述べます）．

　凝視という仕組みは，注意の集中を助ける眼の機能だといえますが，それだけでは注意の集中は完全ではありません．なぜなら，視覚系だけが高次の処理

系に対し情報を送りつける訳ではないからです．他の感覚器官や内部の状態変化など次から次へと情報パケットが低次の処理モジュールから高次の処理系へと送られてきます．それらを全て処理し，適切に反応を出力することは到底できません．注意の集中を可能にするもう1つの機能は，干渉を抑制する機能です．これについては，3.11節で詳しく紹介します．

表 3.1 注意の機能

- 選択：特定の情報源からの情報を優先的に取得する働き
  選択の機能を調べる実験
    - 両耳分離聴実験
    - 空間手がかり法
    - 視覚探索
- 集中・維持：注意を向けた情報源に必要な情報を取得する間注意を維持し続ける働き
  維持の機能を調べる実験
    - ヴィジランス

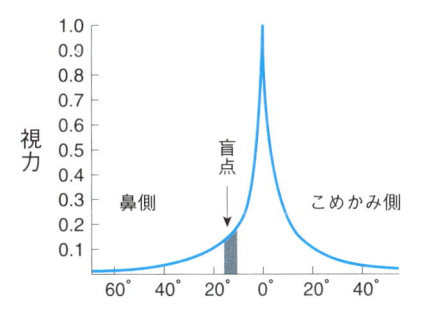

図 3.1 網膜上の位置と視力の関係
Solso（鈴木，小林），1997

視力検査で測られる視力とは，中心のごく狭い範囲の最も視力のよい部位を反映したもので，そこから少し周辺視野に逸れると，視力は急激に悪化する．

3.2 古典的な注意研究

　心理学の研究として「注意」の研究が本格的に行われるようになったのは，第 2 次世界大戦後のことです．大戦中には，遠くから近づいてくる敵の飛行機や潜水艦を探知するレーダーやソナーが発明されました．こうした監視装置を操作する監視員は，画面に映る敵機を示す光点や潜水艦から返ってくるソナーの反射音を聞き分ける作業を長時間続ける必要がありました．大戦中の監視員の行動から，こうした監視作業を長時間続けると，検出成績が顕著に低下することが分かってきました．光点や反射音それ自体は単発で提示されれば特に検出が難しいということはなく，また，監視する兵士のやる気が低かったということでもないにもかかわらず，こうした監視作業での光点の出現やソナー音の変化を検出する監視員の能力は，時間が経過するとともに低下したのでした．

　戦後，なぜそうした低下が起こるのかを学問的に調べようということになり，監視作業での検出成績に関する研究が行われるようになりました．これは，**ヴィジランス** (vigilance) と呼ばれている注意の維持に関わる研究テーマです．その結果，実験室内でもわずか数十分という時間経過で成績の顕著な低下が起こることが確認されました．このように，心理的要因（ここでは「注意」）が作業効率に影響するという知見が学問的にも裏付けられるとともに，注意機能の重要性が理解されるようになりました．

　戦後にはヴィジランスの研究と共に注意の選択機能に関する研究も行われるようになりました．その当時の研究は，**両耳分離聴** (dichotic listening) と呼ばれているステレオのヘッドフォンを用いた研究でした．ご承知のように，ステレオのヘッドフォンでは左右のヘッドフォンから違う音を流すことができます．ステレオで録音された音楽の場合，左右の耳に入る音は全く無関係ではありませんが，この種の研究では，注意の選択機能を調べるのが目的であるため，わざと全く違った内容を 2 つのチャンネルに流してその一方に注意を向けさせるということを行いました．アメリカのチェリー (Cherry, C.) という研究者は，実験に参加している人が注意を一方の耳から聞こえてくる情報に向けていることを確認する手段として**跡付け** (shadowing) という方法を工夫しました．これは，注意を向けた耳から聞こえる内容をそのまま反復するという単純な作業でした．

3.2 古典的な注意研究

　この方法を用いて数多くの研究が行われた結果，注意した方の耳の内容が理解できたのは当然のこととして，注意を向けなかった方の耳に提示された内容については，話声が純音に変化したり，声が男性から女性に変化したりというような物理的変化には気がつくものの，それ以外の意味内容に関わる事柄は全く理解できないことがという結果が得られました．このことは，一方の耳に注意を集中すると，もう一方の耳から聞こえてくる内容については全く処理されないことを意味すると考えられました．この結果を受けて，イギリスのブロードベント (Broadbent, D.E.) という心理学者は，図 3.2 のような選択的注意機能を含んだ処理のモデルを提案しました．これは，情報の選択が，視覚情報処理の早い段階（処理容量に限界のある知覚システムでの処理以前）で行われていると仮定したことから，**初期選択説** (early selection theory) と呼ばれるようになりました．

　しかし，その後の研究結果からは単純な初期選択説にとっては都合の悪い結果がいろいろ出てきました（表 3.2）．これらの結果は，いずれも知覚的な処理が終了する以前に注意を向けなかった情報は排除されるとした初期選択説ではうまく説明できないものです．こうした結果を受けて，少なくとも意味情報の抽出（これは側頭葉に貯蔵されている記憶情報へのアクセスが必要）までは，選択が起こらないと主張する**後期選択説** (late selection theory) が提唱され，初期選択説と対抗する形で 1980 年代まで並立していました．しかし，

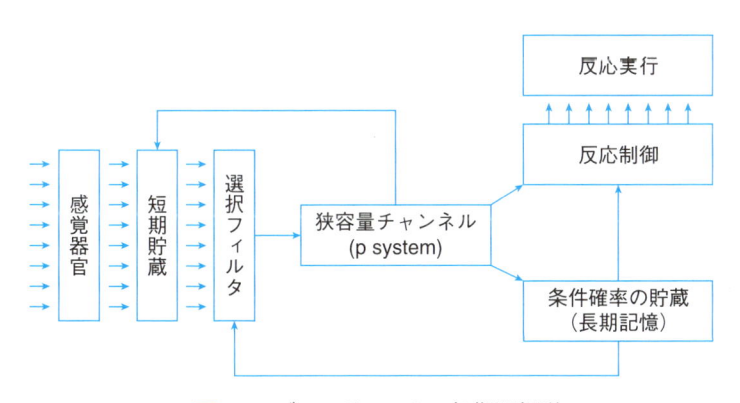

図 3.2　ブロードベントの初期選択説

1980年代には選択的注意機能に関してサルを対象にした生理学的研究が行われるようになり，さらに1990年代以降は，人の脳活動を直接観測できる脳機能イメージング装置を用いた研究が盛んになるにつれ，注意が知覚情報処理の早い段階から処理に介入していることが明確になり，対立が完全に解消されたとはいえないものの，2つの説の優劣については現在ではあまり話題にならなくなりました（図3.3に2つの説の折衷案を示した）．

3.3 近代的な注意研究

1970年代以降の選択的注意研究は，初期の聴覚から視覚を情報チャンネルとした研究に中心が移るとともに，2つの実験手続きが盛んに利用されるようになりました．それは，**空間手がかり法** (spatial cuing) と，**視覚探索課題**を用いた研究です．前者は，オレゴン大学のポズナー (Posner, M.I.) が，後者は当初はイギリスで両耳分離聴を用いた注意研究を行い，後にアメリカに渡ったトリースマン (Treisman, A.) という心理学者を中心として研究が行われました．

3.4 空間手がかりによる注意の制御

空間手がかり法とは，注意の移動を促す何らかの手がかりを提示し，それにより注意を視野の特定の部位に誘導する方法です．このやり方はポズナーが用いる以前から他の研究者も利用していましたが，彼が工夫したのは注意を向けることによる影響だけでなく，注意を向けなかったことによる影響も測れるようにしたことです．典型的な刺激提示画面としては図3.4を見てください．反応刺激（ターゲット）は，左右いずれかの枠内に提示されます．通常，枠が光る（**周辺手がかり**と呼ばれている），あるいは凝視点付近にターゲットの出現位置を示す矢印状のシンボルが提示される（**中心手がかり**と呼ばれている）かして，注意を特定の位置に誘導します．周辺手がかりは，注意を自動的に変化が生じた位置に惹き付けるとされているので，**外発的注意** (exogenous attention) あるいは下からの注意駆動（**ボトムアップ**：bottom-up attention) と呼ばれることがあります．これに対して，中心手がかりの場合には，手がかり自体には特定の位置に注意を向けさせる強制力はないので，シンボルの意味す

表 3.2　初期選択説と合わない知見

両耳分離聴実験では，注意を向けなかった耳では単純な物理的特性以上の処理は行われていないという知見が得られ，これが初期選択説の根拠となった．しかし，その後，この説に合わない知見がいろいろ報告され，後期選択説が唱えられることとなった．

- 注意を向けなかった耳に提示された情報も少なくとも直後には記憶されている　Norman, 1969
- 注意を向けなかったチャンネルの情報の干渉（例えば，自分の名前を呼ばれる）　Wood & Cowan, 1995
- 注意を向けなかったチャンネルの情報によるプライミング（自動的な反応促進現象のこと）　Underwood, 1977
- 注意を向けなかったチャンネルの情報に対する自律系反応(皮膚電気反応：**GSR**)

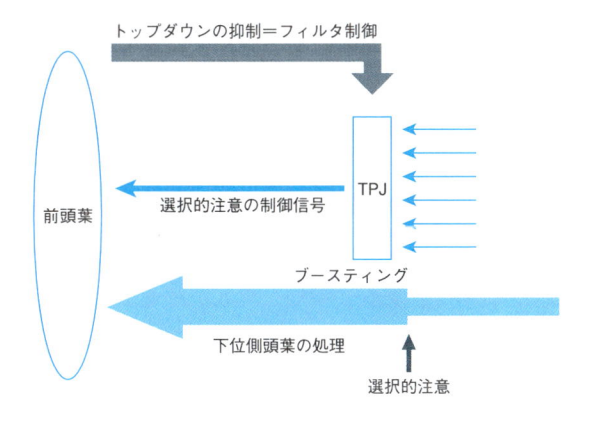

図 3.3　視覚情報処理に対する 2 通りの注意の作用

初期選択説が唱えたフィルタリングに該当するのは，側頭葉と頭頂葉の接合部 (**TPJ**) でのトップダウンの抑制で，これ以外に下位側頭葉系での注意の作用として信号を強める（＝ブースティング）ことによる優先権付与がある．

るところに従って能動的に注意を向ける必要があります．これは，**内発的注意** (endogenous attention) あるいは上からの注意駆動 (**トップダウン**：top-down attention) と呼ばれています．

　注意をわざと別の位置に誘導し，注意を向けなかったことによるマイナスの効果を，注意を向けたことによるプラスの効果とは独立に測れるようにしたことがポズナーの空間手がかり法の独創的なアイデアだった訳ですが，手がかりの有効性が低いと，実験に参加した人は，手がかりに従って注意を向けなくなる恐れが出てきます．これを防いで注意を実験者の意図に従った位置に誘導するために，ポズナーの空間手がかり法では通常は手がかりが指示する位置にターゲットが提示される確率を高く（多くの場合 75～80% 程度に）しておきます．注意を向けた位置にターゲットが出た場合には有効 (valid) 条件と呼び，逆の位置に出た場合には無効 (invalid) 条件と呼ぶことになっています．注意を向けるべき位置が不特定な中立条件を別に設け，これを基準にして有効条件との差（これは注意を向けたことによる利益とみなす）と無効条件との差（これは向けなかったことによる損失）を別途に計量できるようにしました．そのため，**損益分析法** (cost-benefit analysis) と呼ばれています．

　この空間手がかり法を用いた実験の特徴は，試行が開始されてから反応が終わるまで眼を動かしてはいけないことです．既に触れたように，選択的注意の働きは，日常生活では，最も視力のよい網膜部位にターゲットが投射されるように視野内で眼を動かすことにより実現されていますが，実験室内では，そのような網膜の生理学的な特性の違いによる反応成績の変化ではなく，純粋に脳内での注意の作用を調べることを狙っているので，眼は動かさないという制約を課して行います．従って，実験に参加した人が注意をどこに向けたかを客観的に知る方法は事実上ありません．注意が作用したかどうかは，刺激に対する反応に変化が見られたかどうかでしか捉えられません．これは一種の循環論法ですが，多くの実験結果が一貫して注意の作用（と思われる）反応結果の変化を見出しているので，このことをもって注意は手がかりが指示した位置に向けられたと判断し，実際に注意が本当に指示された位置に移動したかどうかについて確認できないことは不問に付されています．

　空間手がかり法による典型的な結果は **図 3.5** を見てください．この結果から次のことがわかります．

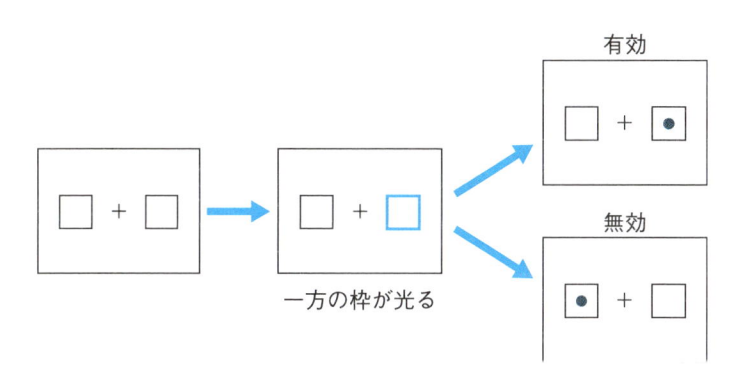

3.4 空間手がかりによる注意の制御

図 3.4 ポズナーの考案した空間手がかり法
通常，手がかりは，枠の輝度変化として与えられる（周辺手がかりの場合）．これに続いて，手がかりが提示された位置に反応刺激が出る場合には，有効条件と呼ばれ，視野の反対側に出る場合には無効条件と呼ばれる．

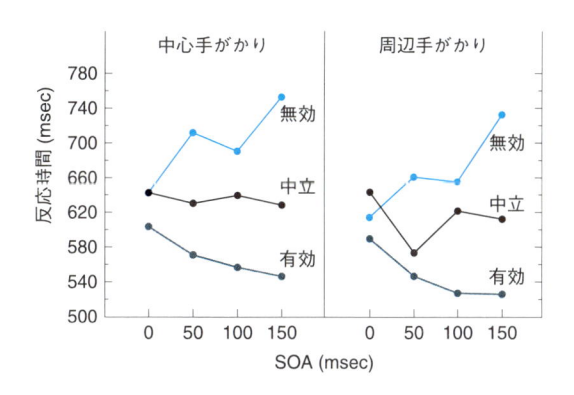

図 3.5 空間手がかり法による注意の効果 Warner, Juola & Koshino, 1990
中心手がかり，周辺手がかりとも，中立条件と比較すると，有効条件では反応は促進し，無効条件では反応は遅延する．

1. 確かに注意による利益と損失があること
2. 利益も損失も手がかりが提示されてからターゲットの出現までの時間間隔（これは，心理学の用語として stimulus onset asynchrony: **SOA** と呼ばれています）が長くなるにつれ急速に（150 msec 程度の SOA で）大きくなること
3. 手がかりの提示が周辺手がかりか中心手がかりかによらずほぼ同じように SOA の増加に伴って変化すること

上記の実験では，手がかりは大部分の試行でターゲットの位置を正しく教えていましたが，手がかりの有効性が偶然以上ではない場合（つまり，ターゲットの位置と手がかりの位置の対応がランダム）でも，周辺手がかりを用いた場合には，その影響が見られることが知られています．しかし，この場合には，SOA が長くなるにつれて注意の効果は反転します．これがおおよそ 300 msec よりも短い場合には，注意は促進的に作用し，それ以上長くなると逆に抑制的に作用します（図 3.6）．手がかりが教えるターゲットの位置は，偶然でしか当たらないにもかかわらず促進が起こることから，輝度変化を伴う手がかりは，強制的に注意をその変化が起こった位置に惹き付けると考えられています．これは，**注意の捕捉** (attentional capture) と呼ばれています．一方，SOA が長くなった場合の抑制的な作用は，**復帰抑制** (inhibition of return) と呼ばれており，注意が変化の起こった場所に向けられると，その後そこには戻りにくくなるためだと考えられています．

3.5 視覚探索

人混みの中で友人を捜すような時には，探すべき相手を求めて人から人へと次々に眼を移動させるでしょう．こうした日常的な行動を実験室で再現したのが**視覚探索** (visual search) 課題です．この課題では，複数の刺激が画面上に提示され，被験者はその中に指定された刺激（ターゲットと呼ばれる）があるかないかを判断し，指定されたキーを押します．この視覚探索課題では，画面に刺激が提示されてからキーが押されるまでの時間が測定され，これが反応指標となります（図 3.7）多くの視覚探索実験では，探索の対象となる刺激の総数

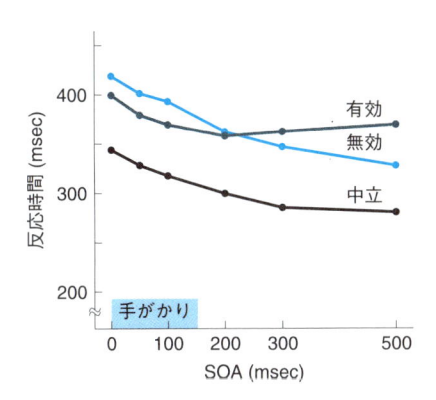

図 3.6 注意の捕捉と復帰抑制 Posner & Cohen, 1984

手がかりの有効性がない（手がかりが出た位置にターゲットが出る確率が偶然以上でない）場合であっても，SOA が短い場合には促進が見られる．SOA が 300 msec を超えると無効条件での反応時間が有効条件より短くなるという逆転が起こる．これを復帰抑制と呼ぶ．

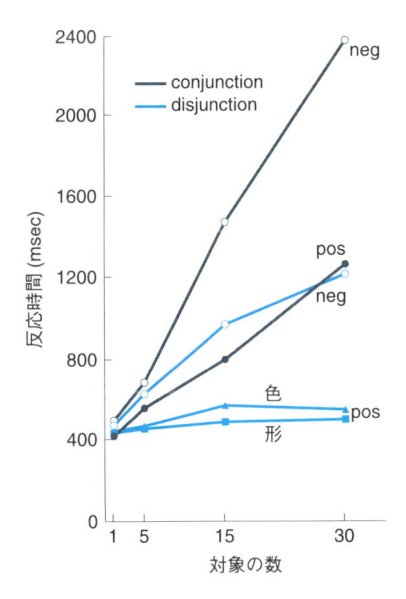

図 3.7 視覚探索実験 Treisman & Gelade, 1980

視覚探索実験とは，複数の刺激の中から指定された刺激（ターゲット）を素早く探す課題．見つかるまでの反応時間を指標とする．ターゲットが他の刺激と特定の特徴（例えば色や形）で明確に区別できる場合 (disjunction) には，探索に要する時間は，探すべき対象の数に依存しないで一定となる．この時，ターゲットは，ポップアウトするといわれる．これに対して，複数の属性の組み合わせ (conjunction) や特徴が明瞭に区別できない場合には，探索に要する時間は，探すべき対象の数に比例する．この場合，通常，ターゲットがある (pos) 場合の直線の傾きは，ない場合 (neg) の半分となる．これは，ターゲットが見つかった時点で探索は打ち切られるからである．

と探索に要する時間との関係を求めます．通常，対象の数と探索時間との関係は線形になります．つまり，探すべき対象の数が増えるにつれ，それに比例して1つ増えるごとに一定の時間だけ探索時間が増加する訳です．その時の直線の傾きを探索の効率性を表す指標とします．つまり，傾きが小さいほどより効率的な探索だということです．

たいていの場合には，注意を向けた対象が指定されたターゲットかどうかはそれを処理してはじめて分かるので，ターゲットが見つかるまで順次探すべき対象に注意を向けて1つ1つ確認するしかありません．この場合，探索すべき対象の数に応じて探索に時間がかかることになります．しかし，場合によっては対象の数によらないで探索時間が一定になることがあります．その時には対象がパッと眼に飛び込んでくるという印象を与えます（英語では，**ポップアウト** (pop-out) と呼ばれている）．たとえば，紅一点のように集団の中に1人だけ女性が混じっていて，しかも彼女は赤い服を着ているとします．この女性が探すべき相手だったりすると，おそらくこうしたことが起こるでしょう．この時には，他に何人男性がいても，探索に要する時間は変わりません．つまり，対象の数と探索時間の関係は，傾きがゼロの（X 軸に平行な）直線となります．通常の探索では，傾きが正の直線となり，探すべき対象の数に比例して探索に時間がかかります．この場合を**直列探索** (serial search) と呼び，傾きがゼロの場合を**並列探索** (parallel search) と呼びます．

探すべきターゲットとそれ以外の刺激（これは妨害刺激と呼ばれる）の関係を逆にすると，探索の効率が変化することがあります．たとえば，図 3.8 のように，O の中に Q を探す場合にはその逆（Q の中に O を探す）に比べ探索の効率はよくなります．このようなターゲットと妨害刺激との関係を入れ替えると探索効率が変化する現象を**探索の非対称性**と呼びます．なぜ，このような現象が生ずるのかは完全には分かっていませんが，背景となる妨害刺激がある刺激布置を構成し，それとの対比が明瞭に生ずる場合にポップアウトが生じ，より効率的な探索となるようです．

3.6 干渉現象

注意研究で，古くから知られており，今でも盛んに研究されている現象に，**干渉** (interference) があります．干渉とは，処理された結果が単一の選択肢を与えない（つまり，複数の競合する結果が得られた）場合に生ずる反応選択肢間の競合で生ずると考えられている反応の遅延をいいます．

認知心理学でよく知られている干渉には，表 3.3 (p. 49) の 3 種類があります．**ストループ** (Stroop) **干渉**では，干渉は色を表す単語から色の名前に対して，また，**サイモン** (Simon) **干渉**では，位置から刺激の内容に応じた左右のキー押し反応に対し，さらに**フランカー** (flanker) **干渉**では，両脇にある文字や単語から中央にある反応キーを異にする別の単語に対して起こります．このうち，ストループ干渉は，干渉現象の中では最も古く（ストループにより1935 年に報告された），しかも未だに干渉課題としては最もよく取り上げられている干渉です．こうした干渉は，注意のありようによらず感覚器官が入力を受け取ると処理は自動的に刺激の意味内容が抽出され，それに従って特定の反応を要求する段階まで進むために生ずると考えられており，既に紹介した後期選択説に有利な証拠だとされています．

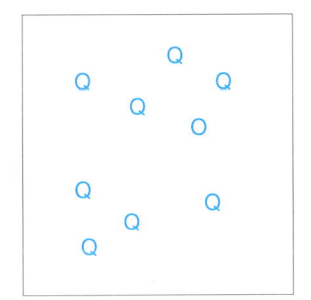

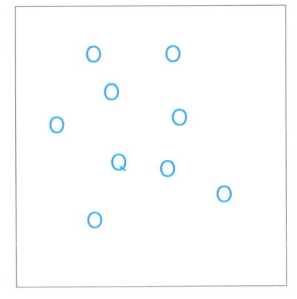

図 3.8 探索の非対称性
ターゲットと背景刺激の組み合わせにより，探索の難易度（これは，探索の線形関数の傾きで表される）が変化する現象をいう．図では O の中の Q の方がその逆よりも見つけやすい．

3.7 注意の最適制御のあり方

　我々はほとんどの場合，環境中に起こる出来事をあらかじめ知ることはできません．もし，選択的注意が完全に当人の制御下にあるとすると，必要な情報を取り込むという点では効率がよくても，環境中に起こった潜在的に意味のある（特に危険な）情報を取り入れることができなくなります．実際，古代ギリシャの数学者アルキメデスは，幾何の問題を解こうと地面に図形を描くことに夢中になるあまり，図形を踏みつけたローマ兵とトラブルになり，ローマ兵から殺されたという逸話が伝わっています．この逸話は，注意が主体により制御されるだけでは，必要な情報をうまく取り入れられないことも起こりうることを示しています．つまり，注意の最適な制御は，主体の課題に関連する情報源と環境中に生起する潜在的な情報源の双方からバランスよく情報を取り入れられてはじめてうまくいくということです．

　脳は，環境に取り入れるべき情報があるかどうかをどのように知ることができるのでしょうか？情報は処理されるまで，その内容を知ることはできないので，環境中の出来事の重要度に応じて能動的に注意を向けることはできません．そこで，可能性のある情報が出現したら，ひとまずそれに注意を払うという戦略がとられることになります．これは，既に空間手がかり法のところで紹介した注意の捕捉という現象として知られています．何らかの変化（新たな物体の出現や，周辺視野での対象の移動，突然の音など）があれば，ひとまずその源に注意を向け，対象が何であるかが分かる程度には処理してみて，その結果によりさらに注意を払うのかそれとも目下の課題に関連した情報に注意を戻すのかを決定するというのが，唯一可能な方略でしょう．

　さらに，最近，注意を自動的に制御する別の環境状態があることが知られるようになってきました．それは，潜在的な危険です．野生の状態では，危険な動物の存在をすばやく見つけて対応する時間を少しでも稼ぐことが個体の生存にとっては重要です．そのため，潜在的な危険に対しては自動的に注意を払う仕組みが備わっています．そうした危険とは，恐怖や嫌悪などの陰性感情を刺激する対象です．特にクモやヘビは，注意を引きつけることが視覚探索課題やポズナータイプの空間的注意課題を用いて確かめられています．たとえば，エーマン (Öhman, A.) を中心とするスウェーデンの心理学者達は，

花やキノコを 2×2 あるいは 3×3 の配列に並べた中にクモやヘビを見つけるという視覚探索課題を用いて

1. クモやヘビがターゲットの時には，その逆の組み合わせより発見しやすいこと
2. クモやヘビが配列のどの位置にあったかによらず検出時間は一定なこと
3. 刺激の数が 4 から 9 に増えても検出に要した時間が変化しないこと

を見出しています．その逆に，花やキノコをクモやヘビの中から探す場合には，検出時間は配列の要素の数が増加するにつれ，それだけ時間がかかりました．この結果は，彼らによれば，クモやヘビのような動物は潜在的に危険なため，注意を自動的にその位置に惹き付けるからだと説明されています．

3.8 能動的制御と割り込み

注意を制御する仕方に，内発的な制御と外発的な制御があることは，3.4 節でお話ししました．この 2 つの制御の仕方は，表 3.4 (p. 51) に示すような違いがあります．外発的な制御の特徴の 1 つとして「**割り込み** (interrupt) 機能」があります．割り込みは，コンピュータでも外部との非同期的な信号のやり取りで

表 3.3　認知心理学でよく用いられる干渉現象

- ストループ干渉
  色と単語を組み合わせた刺激の色を答える．刺激の色と単語が異なる（たとえば，赤い色で青という漢字が書かれている）と反応が遅延する．
- サイモン干渉
  ターゲットを凝視点の左右いずれかに提示し，弁別反応を要求する場合，反応キーの位置と刺激が提示された位置が対応しない（たとえば，刺激は左視野に出たのに反応は右のキーで行う）場合に，一致する場合よりも反応が遅延する．
- フランカー干渉
  ターゲットとなる文字や数字に反応する際に両脇に配置された余計な刺激がターゲットと反応カテゴリーを異にすると反応が遅延する．

用いられています．外部の機器がコンピュータに対して制御信号を出すことで，必要が生じた時点で随時コンピュータに情報を取り込んでもらえるようにする機能が割り込みです．空間手がかり法で述べた注意の捕捉という現象は，脳のもつ割り込み機能の働きを調べているともいえます．この働きにより，外部で生じた不測の事態に対し，あらかじめ能動的に注意を向けていなくても，適切に対応することができるようになっています．

　脳が割り込みによって処理内容を変えるケースがもう1つあります．それは，外部の出来事による割り込みではなく，処理の結果に起因する割り込みです．コンピュータの例では，0での除算があります．0で割り算をするとコンピュータの内部では無限回の引き算となり，そこで処理が止まってしまいます．これを防ぐために，0での除算は自動的に割り込みがかかるようになっています．これと同様に，脳の情報処理でも処理した結果に問題があることが判明した場合には，即座に処理をより適合したものに変える必要があります．そのことを知らせる信号は，外部の出来事による割り込みと同様，一種の割り込み信号を内部的に発生し，これにより能動的注意制御を行っている脳の部位（これは**前頭前野**にあります）に処理プログラムの切り替えをうながすようにしています．

　それでは，具体的にはどの様なケースでこの種の割り込みが働くのでしょうか？ それは，3種類あります．1つは，干渉の節で紹介した処理結果が一意に定まらず，複数の選択肢から課題にあったものを選ぶ必要がある場合です．こうした事態としては，干渉以外にも，反応エラーや反応抑止（たとえば，子どもが飛び出したのでアクセルを踏もうとしたのを止めて代わりにブレーキを踏む）があります．これ以外のケースとしては，**情動** (emotion) と**痛み** (pain) があります．情動については第5章で紹介しますが，脳内で情動が生ずる状況は，環境が個体にとって意味 (重要性) をもつ場合です．また，痛みは，それを知らせる感覚器官は**侵害受容器** (nociceptor) とも呼ばれていることからも分かるように，体に何らかの傷害が起こっていることを知らせる信号を脳に送りつけます．この場合も，傷害がひどくならないように急いで対応する必要があり，処理プログラムを切り替える必要がある事態だといえます．

　機能的イメージング研究などから，この2つの割り込み信号を発生させる部位は，図 3.9 のように側頭葉と頭頂葉の接合部 (temporo-parietal junction: **TPJ**) と**前部帯状回** (anterior cingulate cortex: **ACC**) であることが分かってき

ました．このうち，外部の出来事を検出して割り込みをかけるケースでは TPJ が，処理結果に何らかの問題が起こって割り込みをかけるケースでは ACC が，それぞれ関わっています．前部帯状回は，脳梁 (corpus callosum) 上部の前頭葉内側面に広がっている領域で，場所により 3 種類の割り込みのいずれかに対応して働きます．

表 3.4 注意の外発的制御と内発的制御の比較

外発的制御	内発的制御
●自動的	●能動的
●外界での変化を検出	●課題に関連した情報を選択する
●ボトムアップ	●トップダウン
●注意の捕捉を起こす	●関係ない刺激の干渉を抑える

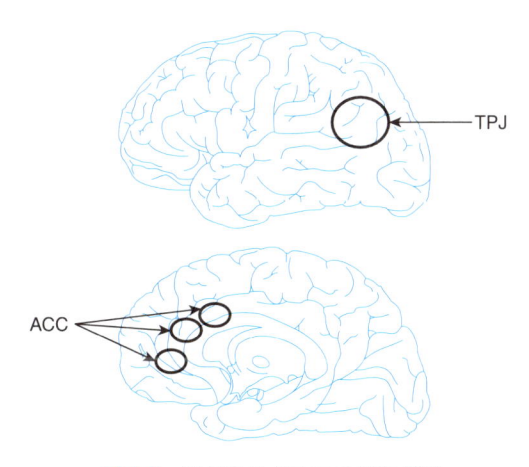

図 3.9 割り込みを支える脳の部位
外発的注意制御での割り込みは **TPJ** が関係する．処理の結果に問題があった場合の割り込みは，前頭葉の内側にある **ACC** が関係する．

さらに，割り込み信号は，一方的に能動的注意機能に作用して現在動いている処理を中断し，必要な処理に切り替えるだけでなく，コンピュータでの割り込み処理と同様に，必要に応じてそれを禁止することができるようになっています．割り込みをどうしても受け付けられないほど，目下の処理が重要であれば，割り込みは無視（禁止）することもできるようになっています．この割り込み禁止は，次節に紹介する注意の集中と関係しています．

TPJと前部帯状回の機能は，割り込み信号を発生するだけにとどまりません．これらの部位が障害を受けると，外部あるいは内部環境の状態に応じた適切な行動選択ができなくなります．前部帯状回に障害が起こると，表 3.5 に記述したように，外部に対して全く反応が出なくなります．これは，内部環境の状態に応じた反応選択ができなくなったことによります．これに対して，TPJの損傷（特に右半球）は，**半側空間無視** (hemineglect) として知られている特異な障害をもたらします（詳しくは意識の機能を取り上げている第 7 章で紹介します）．この障害は，割り込み信号の発生の元になった外部に生じた注意すべき対象（イベント）を脳内で記録しておく機能が，障害を受けた右半球に対応した視野の左半分（左右の半球はそれぞれ視野の反対側からの入力を受けている）でうまく行われなくなり，そちらに注意を向けることができなくなったために起こると考えられています．

3.9 注意の集中

　注意を何かに向けていると，周りで起こっていることに気がつかないことがあります．「心頭を滅却すれば火もまた涼し」（『広辞苑』によると，織田勢に武田が攻め滅ぼされた時，禅僧快川が，火をかけられた甲斐の恵林寺山門上でいったとされる言葉）という言葉も，注意を何かに集中することで，本来，無視できないはずの熱さや痛みであっても，気にしないでいられるという悟りを開いた禅僧の心境を述べているのでしょう．特に悟りを開いていない我々凡人であっても，何かに夢中になっていると痛みを「忘れて（無視して）」行動することが知られています．たとえば，戦場の兵士は，普通の生活だったらとても動けないような大怪我をしても，敵から逃れるためであれば夢中で走って逃げるという逸話が知られています．これは，注意を他のことに集中することに

よって，脳の制御システムは痛みのような重要な信号であっても無視することができることを意味しています．

痛みは**体性感覚**の一種ですが，触覚などと異なり，2種類の信号を脳内で発生します．1つは，皮膚の感覚としての痛みであり，これは体性感覚野の活動に反映します．もう1つは，動機づけ（情動）としての痛みであり，これは前部帯状回の活動を生み出します．強い痛みは，何をさておいても手当をすることを要求しますが，これは痛みがもつ動機づけの働きです．注意を別のことに集中できれば，この動機づけの信号を能動的に抑制することができます．このことを示す興味深い実験があります．それは，**催眠**を用いた研究です．催眠の研究で有名なアメリカのスタンフォード大学のヒルガード (Hilgard, E.R.) によれば，催眠とはその言葉が暗示するような睡眠と関係した行動ではなく，覚醒時に注意を能動的にあることに集中することに伴って起こる行動です．能動的に痛みから注意を別のことに向け直すことができれば，感覚としての痛みはあっても，それに対して「どうにかしなければ」という気持ちが起こらなくなり，結果的に痛みに耐えられるようになります．催眠による無痛を誘導した被験者に人工的に痛みを加えてその時の脳の活動を調べた研究では，体性感覚野の活動は，主観的な痛みの評定値とは無関係に侵害刺激の強度に応じて活動が変わりましたが，前部帯状回の痛みに反応する領域は，催眠による無痛の程

表 3.5 前部帯状回損傷による行動変化　Damasio, 2000

● ミセス T. のケース

　この患者は脳卒中により，この部分に大きな損傷を受けた．その結果，彼女は突然動かなくなり，ものが言えなくなり，目を開いたまま無表情でベッドに横たわって過ごすようになった．調子はどうかと尋ねてもたいていは黙ったままであった．

　数ヶ月後，彼女は徐々にこうした無言症と運動不能症から抜け出して質問に応じるようになった．その結果分かったことは，彼女が決して何もできない状態だったのではなく，単にそうした欲求を全く感じなかっただけであった．彼女自身の言葉では，「本当に話すことが何もなかった．」

　　　　　　　　　　　　　　　　　　→ 動因欠如状態であった．

度に応じて活動が低下していました．この結果は，間接的ではありますが，注意を何かに集中することで痛みを能動的に抑制できることを示しています．

唐辛子の成分であるカプサイシンを皮膚に塗ることで普通なら痛みを感じない程度の温感刺激に対しても痛みを感ずるようになります．これを利用して人工的に痛みを誘発した上で痛みに関わる脳の活動を調べた最近の研究では，作業記憶に関わる前頭前野の背外側部の働きが強まっているときには，この部位の活動が弱い場合と比較して，痛みを末梢から中枢に伝える経路の途中にある神経核同士（中脳と視床）の活動が相関しなくなることが示されています．この研究を行った研究者達によれば，前頭前野の背外側部が活動している状態は注意を能動的に何かに向けている状態であり，それに伴って末梢から送られてくる痛み信号が視床に到達しにくくなるためだと説明されています．これは，古典的な注意の初期選択説でいわれている**フィルタリング** (filtering) を思わせる注意による抑制作用です．つまり，注意の集中による「火もまた涼し」という心の状態は，能動的注意制御による末梢から中枢への信号伝達が抑えられることにより実現されていることが脳の活動を調べる機能的イメージング研究により実証されたといえます．

3.10 注意の集中と作業記憶

痛みの知覚と注意の関係で触れたように，注意の集中には前頭前野の背外側部が関係していることが最近の研究から分かってきました．この部位は，第4章でも触れている**執行機能**と呼ばれている作業記憶での情報のやり取りを制御する機能を担っています．作業記憶が必要とされる状況（たとえば何桁もの計算を暗算で行う）では，同時に複数の作業を行う必要（それまで計算した結果を覚えておくと同時に，現在の桁の計算を行い，必要なら下の桁での桁あがりを加算するというように）があり，そのため，注意を切り替える（下の桁の計算が終わったら，次の桁の数字を見てその計算に移る）ことや今行っている課題を忘れないようにすること（どの桁の計算を行っているかを頭に入れておく）以外にも，使用済みの情報と現在必要とする情報がごっちゃにならないようにすること（古い情報の廃棄）が必要です．この古い情報の廃棄や複数の項目を同時に保持している際に，それらが相互に邪魔しあわないようにする力が，

干渉の抑制に関係する能力です．この能力が弱い人は，作業記憶の成績が悪くなるとともに，ストループ課題などで干渉を受けやすいことが知られています．

　この章の冒頭で紹介した両耳分離聴研究は，注意が情報処理の早い段階で関係ない処理を抑制（フィルタリング）できることを実証し，そうした知見に基づきブロードベントは，初期選択説を提唱しました．しかし，研究が進むにつれ，初期選択説に合わない知見がいろいろ出てきました．その中でも，興味深い知見としては，注意を向けていない耳に実験に参加した当人の名前を提示すると，約1/3の人がそれに気がついたというものがありました．この初期の研究結果は，最近（2001年）になって，再確認されています．その実験でもやはり実験に参加した人のうち約1/3は，自分の名前に気がつきましたが，残りの2/3は気がつきませんでした．この実験を行った研究者は，そうした違いが作業記憶の能力の違いによるのではないかと考えて，作業記憶の容量をあらかじめ測定しておき，それに基づき作業記憶能力の高い群と低い群に被験者を分けた上で結果を分析し直してみたところ，作業記憶の低い被験者では，約2/3の人が自分の名前に気がついたのに対し，作業記憶が高い被験者では，自分の名前に気がついた人は約5人に1人だけでした．この結果だけを見ると，作業記憶能力の高い人は自分と関係の深い情報であっても気がつきにくいという逆説的な結果とも解釈できるかも知れませんが，作業記憶容量の違いで被験者を分けた上で，これが様々な認知課題にどのような影響を与えるかを検討した研究をまとめてみると，作業記憶能力の高い人は，ストループ課題のような干渉を引き起こす刺激でのエラーが少ないことや十分習熟していないために自動的には処理できない場合に行動を制御する能力が高いことが分かります（表3.6）．

表 3.6　作業記憶の個人差と能動的注意制御の関係

- ストループ干渉でのエラーが少ない
- アンチサッケード課題（反応刺激が出た位置と反対の位置に眼を動かす）での反応が早い
- 両耳分離聴実験で自分の名前に気がつきにくい

3.11 干渉抑制に関わる脳の仕組み

　既に，外部に生じた出来事や処理の結果，あるいは内部状態に問題が生じた時には，それを知らせる割り込み信号が発生することを紹介しました．外部の出来事を検出して割り込み信号を発生させるのは，既に述べたように，頭頂葉と側頭葉の接合部 (TPJ) です．処理の結果や内部状態に問題が発生したときにそれを検出して割り込み信号を発生するのは，前部帯状回です．これらの部位は，いずれも前頭前野の背外側部と連携しており，この部位からの能動的な制御により前頭葉の他の部位（たとえば，右の前頭葉下部）と協力して，反応を切り替えたり，自動的な反応を抑制したりという能動的な制御を行っています．

　全体的な処理の流れとしては，図 3.10 のように，自動的な処理モジュールからの出力は，そのまま行動となって外部に出て行かないように，反応の直前で常時抑制がかけられています．この反応出力を抑制するという機能は前頭葉の重要な機能です．従って，前頭葉の機能が低下すると，行動の抑制が利かない状態が出現します．たとえば，アルコールの影響で感情や発言に節度がなくなるのも，こうした前頭葉の抑制機能の低下の表れでしょう．これ以外にも，表 3.7 のような様々な原因で，前頭葉の機能が低下することが知られています．こうしたケースではいずれも反応の抑制に多かれ少なかれ問題が生じてきます．ちなみに，そもそも前頭葉は脳の中では最後に発達し，最初に衰える部位なので，子どもが聞き分けがない（= 欲求を抑えられない）のも脳の情報処理から見ると当然のことといえます．

　執行機能あるいは能動的注意の働きを担っているとされる前頭前野の背外側部は，既に紹介したように，注意の集中に伴う抑制を制御しています．現在のところ，具体的にどの様に抑制を制御しているのか，また，能動的に抑制をかけているのかあるいは他の機能（注意を何かに集中する）に随伴して自動的に抑制が起こるのかは分かっていません．しかし，痛みと注意の集中に関して述べたように，前頭前野の背外側部が，前部帯状回から発せられる 3 種類（反応エラーや干渉が生じた時に起こる認知的問題，情動喚起，及び痛みに関わる）の割り込み信号を注意の集中に伴い抑制できることは確かだと思われます．さらに，TPJ の働きに関しても，注意の集中に伴って働きが低下することが，最近の神経イメージング研究から明らかになっています．割り込み信号

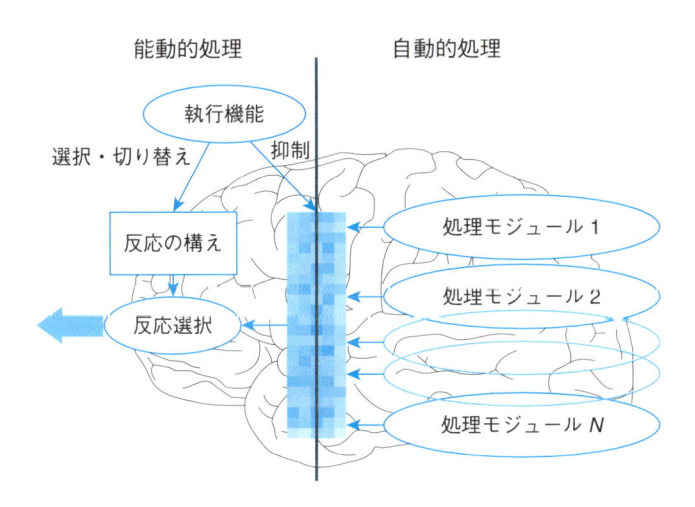

図 3.10 能動的注意と出力の抑制
自動的な処理モジュールの出力がそのまま外界への反応として出力されないように，前頭葉には一種のゲートがあり，これを能動的注意により制御している．

表 3.7 前頭葉の機能低下をもたらす疾患

- 統合失調症
- ADHD（注意欠陥多動症）
- パーキンソン病
- アルツハイマー病
- 正常な老化

の発生とその抑制については，図 3.11 をご覧下さい．

3.12 脳の注意システム

今まで見てきたように，注意という言葉で表現されている機能は，脳の複数の独立した処理モジュールから構成されています．それらは，表 3.8 にあるように，大きく分けると，4 種類のモジュールからなります．

1 つは，注意の切り替えを制御するモジュールで，この例としては，前頭葉にある**前頭眼野** (frontal eye field: **FEF**) と**上頭頂小葉**（superior parietal lobule: **SPL**，ブロードマンの 7 野）が連携して行っている眼球運動の制御系が基になっている空間的注意の制御系があります．この注意モジュールは，視野の特定の位置からの情報の選択を担っています．

2 つめは，図 3.11 に示した注意を切り替える割り込み信号を発するモジュールです．前節で述べたように，この信号には 2 種類があります．1 つは，外界に生ずる突発的な出来事であり，これは TPJ で検出しています．もう 1 つは，処理の結果として問題が生じたり判明したりしたケースで，これは前部帯状回で処理しています．

3 つ目は，課題の切り替えを制御するモジュールで，これは大脳基底核が中心となっており，複数の課題を継時的に行っているときに，当面する課題に関わるプログラムを起動する働きを行っています．予期しない時に質問されたりすると，とっさに言葉が出てこないことがありますが，これは切り替えるべき課題に対応したプログラムの準備ができていないために生じます．なお，課題の切り替えに関しては第 6 章でも紹介しています．

最後に注意を全体として統括するモジュールは，前頭前野の背外側部が中心となっており，ここからの指令により，割り込みの制御（抑制），反応の制御（反応にブレーキをかける），注意の切り替え（認知心理学では，特定の処理に**注意容量**を配分すると表現されることが多い）を行っています．前頭前野の背外側部は，作業記憶では執行機能と表現されており，精神的な作業に必要な情報の管理（どの情報をどのタイミングで作業記憶に格納するか，必要のない情報を作業記憶から消去するなど）を行っているとされています．

3.12 脳の注意システム

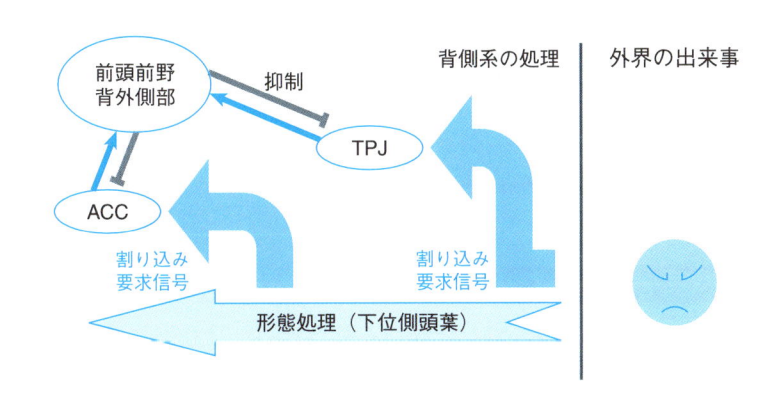

図 3.11 脳の割り込み機能
前頭前野の背外側部からの能動的注意制御により，割り込み信号を制御している．TPJ と ACC の具体的な部位については，図 3.9 を参照のこと．

表 3.8 脳の注意制御システム

- 注意の切り替え → 上頭頂小葉
  例：空間的注意
  注意をある場所から別の場所に能動的に移動する
- 割り込み制御 → TPJ と ACC
  外部に異変が起こったり，処理に問題が生じた場合に，処理を切り替える信号を執行的制御を行っている背外側部に伝え，処理を切り替えるように促す
- 課題の切り替え → 大脳基底核
  課題に必要な処理プログラムの切り替えを行う
- 注意を全体として統括する → 前頭前野の背外側部
  能動的注意制御を可能にする
  割り込みを抑制する
  反応を抑える

演習問題

1 これまでの経験から，誰か（何か）を探すときに，すぐ気がついたケースとなかなか気づかなかったケースを思い出してみよう．2つのケースのどこに違いがあるか考えよう．
2 ヘッドフォンの音楽に精神を集中した時に，周囲の見え方がどのように変化するか観察してみよう．
3 短期記憶と作業記憶の共通点と相違について考えてみよう．

さらに理解を深めるために

『妻を帽子とまちがえた男』
　オリバー・サックス著　（高見幸郎，金沢泰子訳）晶文社　1992
　　特に第8章「右向け，右！」を参照．
『脳のメモ帳ワーキングメモリ』
　苧阪満里子著　新曜社　2002
『ヒューマンエラー ── 認知科学的アプローチ』
　J.リーソン著　（林　喜男監訳）　海文堂　1994

第4章

脳の記憶システム

　脳は，経験を重ねる度に自らを環境により適合的な情報処理ができるようにプログラムし直しています．その結果，脳に蓄積される情報は**記憶** (memory) と呼ばれています．この章では，脳の記憶システムについて紹介します．

4.1 記憶システムの構成

記憶に関わる脳の情報処理は，表 4.1 のように情報を保持する時間により 3 つに分けられています．このうち，一般の人が記憶について思い浮かべるのは，**長期記憶** (long-term memory) と呼ばれている部分でしょう．**感覚貯蔵** (sensory storage) や**短期記憶** (short-term memory) については，それが一種の記憶であることは認められても，保持する時間の短さもあって記憶として取り上げることに違和感を感ずるかも知れません．しかし，こうした短い時間の情報の保持も，感覚貯蔵のように一種の入力バッファとして機能したり，短期記憶のように精神作業に伴って必要となったりしており，正常な脳の情報処理を支えているという意味でとても重要です．これらの記憶システムは，図 4.1 のようなフローチャートにまとめられています．情報処理の早い段階に感覚貯蔵があり，その出力のうち，注意により選択された情報は，次に短期記憶に移送され，そこで**リハーサル**（情報を反復する）を繰り返すことで，さらに選択された情報が長期記憶として保存されることになります．日常生活で我々が処理する情報の大部分は最終的には長期記憶に保存されることなく捨てられていきます．これが長期記憶における選択の 1 つの側面です．

4.2 入力バッファとしての感覚貯蔵

第 2 章でも触れたように，我々の知覚システムは入力の変動に対して安定なシステムを構成しています．たとえば，サッケードや瞬きによって入力が一時的に遮断されても，自覚的にはそうした入力の遮断はほとんど気づかれないままにすんでしまいます．これは，ビデオカメラで記録した動画を再生した場合との大きな違いです．ビデオカメラでは，カメラを振り回したり，カメラの前に手をかざしたりすれば，それはそのまま像のブレや遮断として記録され，それを見ている人に不愉快なノイズと受け取られてしまいます．ところが，人間の知覚経験ではそうした入力の瞬断は，ほとんど気になりません．これは，決して遮断されている時間が短いからではありません．瞬きは，約 100 msec ほど，サッケードは約 20〜30 msec ほどの情報の遮断を起こします．そうした遮断は，もし外界で起こった（たとえば照明が瞬断した）とすると間違いな

4.2 入力バッファとしての感覚貯蔵

く気がつきます．しかし，脳の中で同じ事が起きてもそれは情報処理に影響を与えません．サッケード中には網膜に投射されたイメージは眼の動く方向と逆方向に移動しますが，この動きの情報は網膜からV1へと情報が送られる途中の視床にある外側膝状体という中継核のところで遮断されるようになっています．これがブレが知覚されない理由ですが，それだけでは説明できないのが情報が中断したということそのものが自覚に上らない理由です．この内部的な情報の遮断を隠蔽しているのが感覚貯蔵と呼ばれている一時的な情報の保存の働きです．この貯蔵システムは，第2章で述べた知覚の安定性を支えており，眼が動く以前に保存していた情報を移動中も保持し続けることで情報の流れに生じた一時的な遮断から高次のシステムを保護していると考えられています．

この情報の一時的貯蔵システムの存在を初めて実証したのは，スパーリング (Sperling, G.) という心理学者です．彼は，**タキストスコープ**という絵や文字

表 4.1 脳の記憶システム

- **感覚貯蔵**
  入力の短時間（1秒以内）のバッファリング
- **短期記憶**
  精神作業をする過程で一時的に情報を保持
- **長期記憶**
  過去の経験や履歴を長期間にわたり保持

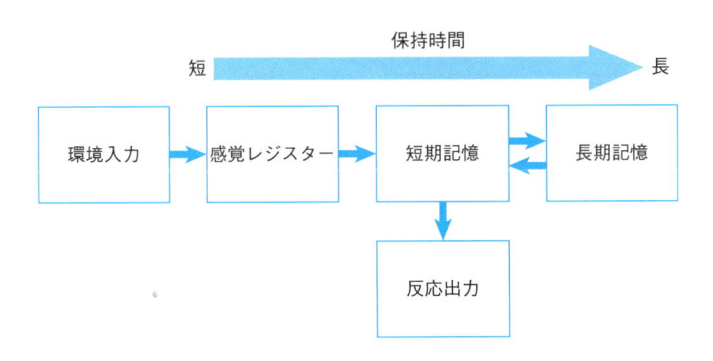

図 4.1 アトキンソンとシフリンによる脳の記憶システムの古典的モデル

を短い時間だけ見せる器械（ハーフミラーと蛍光灯を組み合わせた装置で，パソコンが普及する以前には刺激を短時間だけ提示する装置として使われていました）を用いて複数の文字を提示し，そのうちいくつくらいが知覚可能かという実験をしている時に，被験者が「最初は報告できた以上にたくさん文字が見えていたが，報告しているうちにそれが失われた」と言うのを聞いて，その証言が本当かどうかを確かめる実験を行いました．これが有名な**アイコン貯蔵**（感覚貯蔵）実験（図 4.2）です．これまでのように，見えた文字をできるだけたくさん報告させるというやり方では，たかだか 4 文字程度しか報告できません．しかし，スパーリングは，「最初はそれ以上に多くが見えていた」という証言を確かめるための巧みな工夫を導入しました．それは，統計学でいうところのサンプリングという考え方です．これは，世論調査などを行う際に，全ての対象者を調査するのではなく，ランダムに選んだ一部のみを調査し，その結果から全体の傾向を推計するというやり方です．この考え方を用いて，スパーリングは，横 4 文字で縦 3 行からなる文字列を提示し，そのうちどの行を報告するかを，刺激を提示した後で音の高さで指定しました．高い音は一番上の行を，中程度の高さの音は真ん中の行を，一番低い音は下の行を，という具合です．この音で特定の行を指定するやり方が統計学でいうサンプリングです．どの行を報告するのかは，毎回ランダムに変化するので実験に参加した人はあらかじめ特定の行にだけ注意を向けておくことはできません．従って，与えられた文字全体を処理していると仮定できます．このやり方は，提示した文字の一部しか報告しないので，**部分報告**と呼ばれています．これに対し，提示したもの全部を報告させる従来の方法は，**全体報告**と呼ばれています．もし，部分報告で平均して 3.5 文字が報告できたなら，全体として読み取り可能だった文字数は 3.5×3 の 10.5 文字であったと推定できます．これは，製品の一部からサンプルを取り出し，その中の不良品の割合を調べ，全体でいくつくらい不良品が混ざっているのかを推定する品質管理で行われている方法と同じです．

　この推定法を用いて音による手がかりが文字列を提示した直後から 1 秒後まで変化させていったところ，平均して報告できた文字数は直後の 10 文字弱程度から音による行の指定が遅れるにつれ徐々に少なくなり，1 秒後には全体報告とほぼ同等になりました（図 4.2）．つまり，実験のきっかけとなった実験参加者の「報告できた以上に見えていた」という証言は，直後には 10 文字近

くが「見えていた」と推定できるので，正しかったことになります．さらに，時間が経つにつれ「見えていた」情報は急速に失われていくことも分かりました．その時間はたかだか 1 秒以内ということになります．この時間が，感覚貯蔵と呼ばれているこの種のバッファがデータを保持していることのできる時間だということになります．これくらいの時間，データを保持できれば，瞬きやサッケードによる情報の中断を十分カバーできます．さらに，感覚貯蔵に保存されている情報は，「見えていた」にも関わらず，報告できないことからあまり処理が進んでいない状態（文字としてではなく画像に対応した脳内の表現として）貯蔵されていると考えられています．

個々の神経細胞の活動を見ても，細胞の発火が刺激の物理的中断に忠実に対応していないことが見て取れます．刺激の消失後も神経細胞が活動をしばらく維持していることにより，情報の中断を隠蔽する効果があるにしても，この仕組みは，入力の中断後も発火が続くことで信号に対する時間応答特性を悪くします．しかし，この点は別の仕組みがカバーしています．それは，次に来る刺激に対する応答です．ある刺激に続いて別の刺激が同じ神経の受容野に与えられると，最初の刺激に対する応答は即座に打ち切られます．そのため，時間分

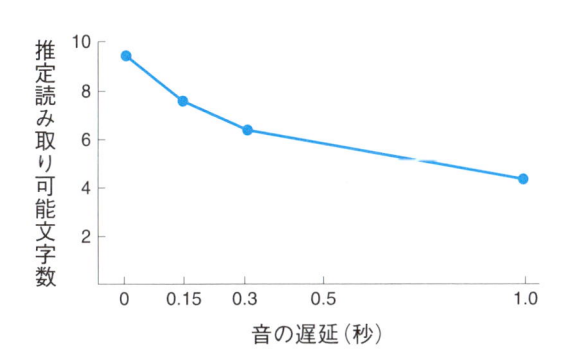

図 4.2 スパーリングのアイコン貯蔵実験の結果 sperling, 1960
部分報告により全体報告で報告できる以上の項目がどれくらいになるかを推定したところ，刺激提示直後には 10 個近くの項目が見えていたと推定された．しかし，この数は短時間のうちに減衰し，1 秒後には全体報告と同等の 4 個程度になってしまうことが判明した．

解能はほとんど低下しません．心理学ではこの神経の特性を利用して，刺激が消失した後の脳内での情報の持続を中断する（感覚貯蔵をクリアする）手段としています．これは，後述（第7章）するバックワードマスキング (backward masking) による知覚妨害という現象をもたらします．

4.3 精神活動を支える短期記憶

　スパーリングの実験からも分かるように，刺激が「見えている」ということとそれが報告できるということとは分けて考える必要があります．報告できる状態にまで処理が進むためには注意が不可欠です．いい方を変えれば，注意した対象だけが報告可能な情報に変換（符号化）されます．言語的な情報の場合，短期記憶として符号化された情報は，言語音声情報の形になっています．実際，短期記憶の実験で明らかになっているように，提示した項目の間で混同が起きやすいのは，音が似ている場合です．それでは，短期記憶は脳の情報処理でどのような役割を果たしているのでしょうか．

　短期記憶の特徴を表 4.2 にあげておきました．短期記憶の第1の特徴は，保持できる項目数に制限があるということです．かつて，ミラー (Miller, G.A.) という心理学者は，「魔法の数 7±2（原題："Magical number 7±2: Some limits on our capacity for processing information"）」というタイトルの論文で，短期記憶の容量が7前後であるとしました．この7という数字は，世界の7不思議のように，日常的な表現にも登場する数です．では，なぜ7不思議であって10不思議とはならないのでしょうか．それは，聞いただけで頭に入る数はたかだか7つまでだという短期記憶の容量制限があるからだと思われます．7つまでなら，聞いてその場で覚えられますが，それ以上になると，メモをとらないと全部を覚えきれなくなります．これが7つという数に世界の不思議を制限させている（陰の理由ではないか）と考えています．それはともかく，この7つという項目数は，情報量ではありません．それは，長期記憶でのノードに対応した単位（英語では chunck：かたまりの意味，と呼ばれています）です．ここでいう長期記憶とは，後述の**意味記憶**（知識）のことで，我々が経験から学んだ情報のデータベースです．そのデータベースにアクセスする際のとっかかりとなるのがノードです．たとえば，文字や数字，単語など

が与えられると，それに関わる情報が長期記憶中にあれば（つまり，それらが既に習得された知識に含まれていれば），それにアクセスすることができます．この時，文字や単語の読みがノードとなります．ノードにアクセスした結果，長期記憶中の情報が一時的に活性化されます．これは，主観的には思い出したということであり，この時には情報を頭に思い浮かべることができる（＝意識できる）状態となります．これが短期記憶に情報が保持された状態です．従って，短期記憶は長期記憶に依存して情報を操作します．もし，ノードがつながっている先が膨大な情報量を含む神経のネットワークであれば，短期記憶で扱える情報量は7項目までという制限内でも具体的に操作している情報量としては膨大なものになります．たとえば，チェスのグランドチャンピオンクラスの人は，チェスの盤面を一瞥しただけで，その配置を覚えることができるといいます．これは，チェスの駒の数からいえば，7項目の制限を大幅に超えているように思われますが，実際にグランドチャンピオンが扱っているのは，チェスに関する膨大な知識につながったノードなのです．その先には，これまでの何万もの対局を通じて獲得された膨大な定石譜が貯蔵されています．それを基に，与えられた局面の駒の配置を保持するので，複雑な駒の配置であっても，チェスのゲームにそった配置であれば，さほど苦労せずに覚えられる訳です．しかし，ランダムに並べた駒を見せられると，グランドチャンピオンといえども，素人と同程度の駒の配置しか覚えることはできません．

　短期記憶の第2の特徴は，その「短期」という言葉が示すように，保持できる時間が短い点です．どれくらい短いのかというと，古典的な短期記憶実験で

表 4.2　短期記憶の特徴

- 覚えておける項目に制限がある（7 ± 2）
- 数十秒しか持続しない
- 意識（注意）が保たれている必要がある
- 長期記憶に依存する
- 海馬は関係しない（長期記憶で重要）
- 精神作業で重要（暗算やメモをとるなど（表 4.3））

は数十秒だとされています．それ以上になると，何も手だてを講じない場合には，短期記憶に保持された情報は失われてしまいます．たとえば，電話帳で番号を調べて電話をして，しばらくしてからもう一度電話をかけ直そうとすると，その番号は忘れてしまっているということが起こります．そんな短い時間情報を保持できたとして，それが何の役に立つのだろうかといぶかしく思うかも知れませんが，短期記憶は実は非常に重要な役割を担っています．それは，精神活動に必要不可欠な一時的な情報の保持です．たとえば，講義を聴いて，その内容をノートにとるときにも短期記憶が役立っています．耳から聞いた内容を理解し，それを適当に要約してノートにメモするためには，文字としてノートに記録されるまでは内容を保持している必要があります．もし，短期記憶が機能しなくなると，どんな簡単なことでも，メモをとることすらできなくなってしまいます．

短期記憶の第3の特徴は，注意との密接な関連です．とりわけ，第3章で触れた注意の機能のうち，注意の集中を可能にする執行機能と呼ばれている働きと関係しています．短期記憶に情報を保持しながら，何か精神的な作業を行っているとき（たとえば，友人の電話番号を思い出そうとしているなど）には，その情報に対して注意を集中した状態になります．短期記憶は，何らかの作業を行うときに一時的に情報を保持する機能であり，その容量に制限があるため，常に必要な情報を選択してそれを保持することが重要です．具体例をあげると，暗算を行っているときには，計算の途中の状態（桁あがりや桁下がり）を覚えておいて次の桁の計算の時にその状態を考慮した計算をする必要があります．途中の状態は，桁が変わる度に変化し，その度に保持する情報を変えていく必要があります．その際に，注意の集中と注意の切り替えが頻繁に生じます．これを制御しているのが，執行機能です．この執行機能については，注意の機能を紹介した第3章で触れています．短期記憶のこうした精神作業を支えるという機能に注目して，最近では短期記憶よりもむしろ**作業記憶**(working memory) と呼ぶことが多くなっています．このいい方は，精神作業を行うときに一時的に使用する記憶という意味で，イギリスの心理学者バッドリー (Baddeley, A.) が提唱した用語です．短期記憶が一時的な情報の保持に力点を置いたいい方だとすると，こちらは精神作業に必要な記憶というその機能的側面にスポットを当てたいい方です．**表 4.3** に示したように，いろいろな高

次の精神活動に作業記憶が関わっています．

近年の機能的イメージ診断技術を用いた研究では，この作業記憶の機能が盛んに取り上げられています．そうした研究から，作業記憶には制御部分とその下でデータを実際に保持する部分からなるというバッドリーの提案（図 4.3）を支持する知見が数多く得られ，これが定説となっています．作業記憶の制御部分（執行機能と呼ばれており，能動的な注意制御を行っているとされている）は，前頭前野の外側部にあり，その制御により具体的な処理を担っている脳の後半部がデータを保持します．たとえば，言語情報の作業記憶中の保持の場合には左半球の言語に関する領域（**ブロカ野**と**ウェルニッケ野**）が関わっており，視空間情報の保持の場合には頭頂葉や側頭葉が関わっています．

表 4.3 作業記憶を必要とする精神活動

- 暗算をする
- 何かを思い出そうとする
- イメージを操作する
- 一時的に覚えておく（たとえば電話番号）
- 考えている

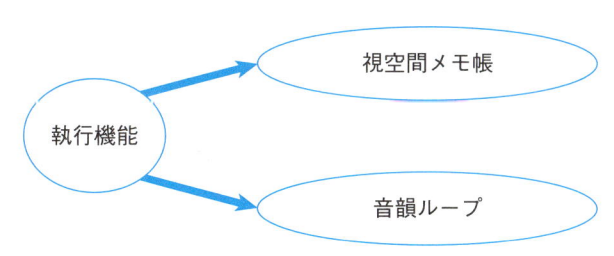

- 保持すべきデータを制御する部位
   執行機能：前頭前野の外側部
- 実際のデータを保持する部位（データをリアルタイムで処理）
   視空間メモ帳：頭頂葉（位置），側頭葉（形態）
   音韻ループ：ブロカ野とウェルニッケ野

図 4.3 バッドリーによる作業記憶のモデル

4.4 長期記憶システム

　長期記憶システムは，大きく2つに分けられます．1つは，**宣言的記憶**と呼ばれて，もう1つは**手続き的記憶**と呼ばれています（図 **4.4**）．なぜ，このように2つに分けられたかというと，それには悲劇的な患者（H.M.というイニシャルのみで知られている）の症例が関わっていました．この方は，子どもの時の頭部への怪我により重度のてんかん（神経細胞の同期的な発火により正常な活動が妨げられた状態）を患っていました．最後の手段として，脳外科医による側頭葉内側面の切除手術が行われ，それによりてんかんの発作は軽快しましたが，手術後に重篤な**前向性健忘**の状態となりました．前向性健忘とは，障害を受けた時点以降の記憶に障害がでることをいいます．これは，新たな記録を形成できないという障害，つまり**記銘障害**です．そのため，この方は手術以降の出来事をほとんど全く記憶できなくなりました．いろいろと調べてみたところ，それでも記憶することができることがありました．これが，後に手続き的記憶と呼ばれるようになった技の記憶です．図 **4.4** のように，宣言的記憶は**エピソード記憶**と**意味記憶**に分かれていますが，これらはいずれもいわばデータに相当します．これに対し，手続き的記憶は，プログラムに相当する部分です．新たな技能を獲得する（たとえば，楽器の演奏を覚えるとか英語の聞き取りが上達するとか）ためには，何度も何度も繰り返し練習する必要があり，長い時間がかかりますが，それは脳の回路に新たなプログラムをインストールする（＝神経細胞同士のつながり方を変える）必要があるためです．

　このように，宣言的記憶の形成には，側頭葉の内側面が重要なことが H.M. の悲劇的な結果から明らかになりました．側頭葉の内側面には**大脳辺縁系**と呼ばれる比較的古い脳のシステムがありますが，H.M. のような前向性健忘を呈した患者の研究から，中でも図 **4.5** に示した**海馬**と呼ばれる構造を核とするシステムが宣言的記憶の形成に不可欠であることが判明しました．

　海馬を中心とするシステムは，長期記憶のなかでも宣言的記憶の貯蔵に深く関わっています．このシステムは，行動の履歴（自分がこれまで何をしていたか）を記録に残すことで，再度同じ状況に遭遇したときにより素早くあるいはより自動的に対応できるようにしています．人の記憶システムとしては，意図的な記憶の書き込みや読み出しを可能にする連想記憶の形成に関わっています．

4.4　長期記憶システム

海馬は，大脳辺縁系の一部を構成しており，この大脳辺縁系は原始ほ乳類の時代から備わっている古いシステムで，脳の情報処理システムの中では，生体の状態をモニター（**動機づけ**と呼ばれている機能）し，外部環境が生体にとってもつ意味を評価する（**情動**と呼ばれている機能：第5章参照）役割を担っています．さらに，海馬は日頃経験することのうち，特に新奇な情報を記憶に素早く定着させることを助ける役割を果たしており，これにより自動的な履歴の更新をうながす役割を担っています．

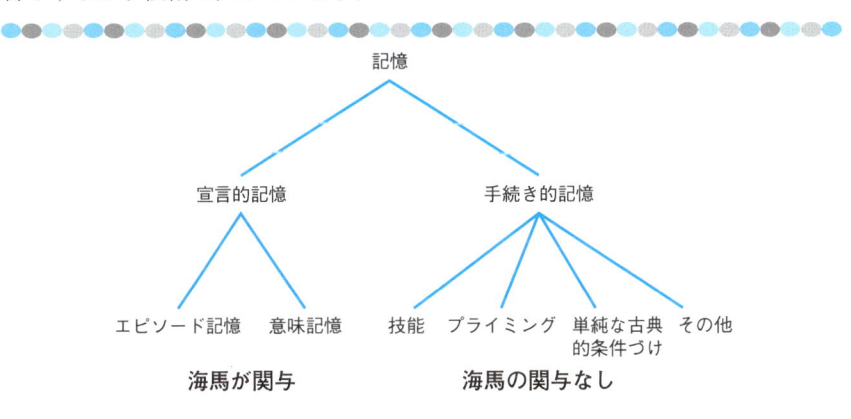

```
                        記憶
                  ／          ＼
            宣言的記憶          手続き的記憶
            ／    ＼         ／  ／   ＼   ＼
      エピソード記憶 意味記憶  技能 プライミング 単純な古典的条件づけ その他
         海馬が関与                 海馬の関与なし
```

- 宣言的記憶と手続き的記憶
- 宣言的記憶は，さらにエピソード記憶と意味記憶に分けられる Tulving

図 4.4　複数の長期記憶システム

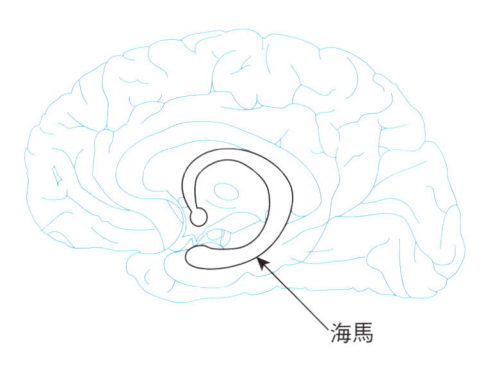

図 4.5　エピソード記憶を支える海馬
海馬は大脳辺縁系の構造の一部で，側頭葉の奥深くにある神経核．

4.5 記憶障害と脳

　長期記憶（特に一般に記憶と同一視されている宣言的記憶）は，図 4.6 のように，**記銘**（符号化: encoding ともいう），**保持** (retention)，**想起** (recall) の 3 つの段階を経て処理されています．そのいずれの段階が障害を受けても，長期記憶に影響がでてきます．記銘の段階が障害を受けると，H.M. のように，新しい記憶の形成ができなくなります．これには，4.4 節で述べた，海馬を中心とする大脳辺縁系のシステムが関係しています．この前向性健忘では，記憶システムに障害が発生した時点以降の新たな記憶形成ができなくなりますが，既に脳に蓄えられている長期記憶には影響は出ません．H.M. も，手術を受ける以前の宣言的記憶は普通に思い出すことができました．

　海馬は，テープレコーダーにたとえると，録音ヘッドに対応しています．かつて使われていたオープンリールのテープレコーダーでは，3 ヘッドといって，録音，再生，消去の 3 つのヘッドをもっているものがありました．脳も，録音（記銘）と再生（想起）は，別の仕組みが関わっているため，録音と再生が，別個に障害を受けることになります．つまり神経心理学でいうところの解離が起こります．再生の障害は，2 つの可能性があります．1 つは，保持している記憶そのものがダメージを受けた場合で，もう 1 つは保持している記憶は保たれているが，それに対してアクセスがうまくできない状態です．テープレコーダーのたとえに戻れば，前者は，録音したテープに記録された音声データが破壊された場合であり，後者はテープにデータはあるものの，肝心のテープそれ自体がどこにいったか分からない状態か再生ヘッドが故障してデータを再生できない状態といえます．いずれのケースでも，新しい記憶の形成は可能なので，記憶の障害は，障害を受けた時点から過去に遡って記憶障害がみられ，**逆行性健忘**と呼ばれています．

　想起の問題かそれとも記憶自体が障害されているのかは，症状だけからは区別がつきません．しかし，想起に問題があるケースでは，やがてその障害が解消して記憶が蘇ることになりますが，保持された記憶そのものがダメージを受けている場合には，当然回復は望めません．宣言的記憶は，**側頭葉**に保存されているので，この部位に損傷を受けているケースでは，保持が影響を受けている可能性が高いといえます．逆に，側頭葉の機能に影響がないケースでは，た

とえ，脳が損傷を受けていても，想起に問題がある可能性が疑われます．想起の障害を起こす出来事は，脳の損傷から，脳に対する物理的ショック，果ては心因性のショックまで，様々あることが知られています．想起の障害は，極端な場合，**全生活史健忘**と呼ばれているような，その人の過去の想い出が，自身の**アイデンティティ**（自分がどこの誰で，これまでどのような生活を送ってきたか）に関わることも含めて全て失われるというケースも希に起こりえます．

4.6 長期記憶と選択

人の脳は，1000億以上の神経細胞がネットワークを構成しており，その記憶容量は無限とも思えるほど膨大ですが，当然のことながら有限です．たとえ無限だとしても，なんでもかんでも記憶すると，それだけ思い出そうとする際に，欲しい情報にアクセスするのに時間を要し，想起の効率が低下します．コンピュータのハードディスクは，毎年のように容量が大きくなっていきますが，いつまでたっても十分な容量と感じられない理由の1つは，その情報貯蔵における非選択性にあります．つまり，書き込まれた情報は，明示的に削除しない限りハードディスクの中にとどまり続け，新たな情報が加わる度にその容量を圧迫することになります．もし，ハードディスクあるいはOSが必要なデータは保存し，そうでないものは削除する機能をもっていれば，容量の問題は随分軽減することでしょう．

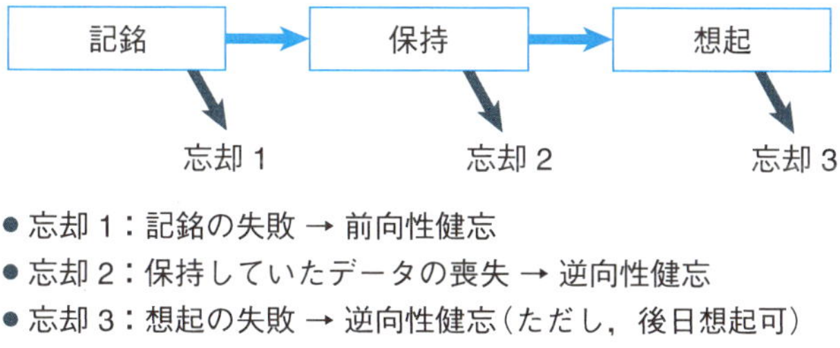

記銘 → 保持 → 想起

- 忘却1：記銘の失敗 → 前向性健忘
- 忘却2：保持していたデータの喪失 → 逆向性健忘
- 忘却3：想起の失敗 → 逆向性健忘（ただし，後日想起可）

図 4.6　長期記憶を支える3つの過程と忘却
忘却は，3つの過程のいずれでも起こりうる．

長期記憶に保存するデータとしてどれを選ぶかを決める基準は，将来役に立つあるいは必要とする情報かどうかということになります．しかし，経験したその時点で将来の有用性を十分評価できるとは限りません．その結果，「あのときもっと勉強しておけばよかった」と後悔することになります．この予測できない将来の必要性に応じて保存すべきデータを選択するにはどうすればよいかという問題を解決する3つのヒューリスティクス（発見的解決法）があります．それは，繰り返し，興味・関心，それに感情（表4.4）です．まず，繰り返しですが，日常頻繁に使うデータは保存しておいた方がよいでしょう．たとえば，よく電話をかける友人の電話番号は，アドレス帳にメモするなり携帯電話に登録するなりするでしょう．後述するように，脳の本来の仕組みとして，繰り返し活動する神経の回路は維持・増強されるという特性があるので，そうしたデータは，この脳の特性により自然と保存されることになります．

次は興味・関心ですが，興味・関心の対象は人により様々です．なぜある人がある事柄に興味・関心を示し，別の人はそのことに全く興味がないという違いが生ずるのかは残念ながらよく分かっていませんが（5.14節参照），個々人の興味・関心の対象は，その人の過去の経歴が関係してきます．長年あることを続けてきた人は，そのことに関係する事柄には興味・関心を示すのが普通です．興味・関心の対象に対して我々は普通注意を払うので，そのこともあって結果として長期記憶に保存されやすくなります．しかし，それだけにとどまらず，その人にとって身近な事柄は興味・関心を呼び起こします．たとえば，同じ災害であっても知らない国で起こった場合にくらべ，日本で起こった場合の方がより強い驚きや興味・関心を引き起こすでしょう．さらに，自分の生まれ故郷に近い場所で起こった災害なら誰もが大いに関心をもつでしょう．つまり，ある個人との関係性（これを決めるのはその人の過去の経歴です）に応じてその人がもつことになる興味・関心が変わってきます．興味・関心は海馬や扁桃核（へんとうかく）を刺激し，長期記憶へのデータの保存を促進します．このことを端的に示す現象が**フラッシュ様記憶** (flash bulb memory) と呼ばれている記憶です．フラッシュ様記憶は，世間の注目を集める大きな出来事がニュースとしてメディアに流布すると，そのニュースに関して細部まで鮮明な記憶が形成され，それが長く記憶に残るという現象です．通常の記憶では，時間が経過すると細部が失われ要旨だけが記憶に残ります．しかし，フラッシュ様記憶では，要旨

4.6 長期記憶と選択

だけでなく，ニュースに接した時の，情報源，場所，その時の自分の反応（たとえば，そのときどんな思いを抱いたか）など細部にわたる情報が長く残ることが特徴です．こうしたニュースの重大性は，自分との関係で大きく変化します．身近な場所で起こった場合にはそのニュースから大きなインパクトを受けますが，遠い世界の出来事の場合，同じ規模のニュースであっても，あまり関心を呼びません．

情報の重要性を判断する3番目の基準は，情報に接した時に生ずる感情です．第5章で説明しますが，感情システムは，動物の長い進化の歴史に由来する評価システムです．我々が感情を覚える時は，外界の出来事が我々にとって何らかの意味（重要性）をもっている時です．具体例をあげると，山道でクマに山会うと誰でも恐怖を覚えることでしょう．恐怖という感情は，我々を危険から遠ざける行動を起こさせます．同時にこの出来事は，おそらく一生忘れることがない記憶として脳に止まるでしょう．危険を素早く察知し，以後その場所を避けることは自己の生存確率を高めるという意味でも理にかなっています．何が危険かを評価するのが感情システムです．その中核には，大脳辺縁系の扁桃核が関わっていることがいろいろな研究から判明しています．興味・関心が個人の履歴を反映して記憶すべきデータを選別するヒューリスティクスだとするなら，感情は進化的選択に基づき記憶すべきデータを選別するヒューリスティクスだといえます．

表4.4 長期記憶での情報選択を決定するヒューリスティクス

- 繰り返し
  毎日繰り返す出来事に必要な情報は将来も使う可能性が高い
- 興味・関心 ← 個人の履歴を反映
  自分がこれまで行ってきたことに関係する情報はこれからも必要であろう
- 感情 ← 進化史を反映
  存亡の危機に関わる経験は覚えておく必要がある

4.7 発達段階と選択的学習

どの情報を保存し，逆にどの情報を破棄するかという問題は，人の一生にとってみると，いつ・何を学習することが将来にわたって最適な技能習得となるかという問題ともいえます．心理学では，**学習** (learning) という言葉を広い意味で用いており，経験により脳の回路が変化することは全て学習の結果だとみなします．情報科学的な表現をすれば，学習とは前節の記憶の形成（主としてデータの蓄積）に加えて新しいプログラムを脳にインストールすることが含まれます．その結果形成された記憶は，主として手続き的記憶に属します．人間のように大きな脳をもつ動物では，脳が発達するにつれてたくさんの事柄を学習することが想定されています．人間が生息している多種多様な環境に適応するためには，それぞれの環境において要求される様々な行動を習得する必要があります．学習すべき事柄を学習に適した時期に学習することを助けるメカニズムがあれば，たいへん効率的だといえます．

では，そのような仕組みが備わっているでしょうか．人の発達過程を見てみると，そうした仕組みが備わっていることがうかがえます．その仕組みとは，積極的に学習行動を促す因子（**強化因**）の存在です．あることを学習するという行為そのものが**報酬** (reward) をもたらす（これは，主観的には楽しいと感ずるということ）ならばその学習は積極的に追求されるでしょう．これに対し，学習することがちっとも楽しくないとしたら，その学習を最後まで継続するにはよほどの意志の力が必要になります．これでは学習する必要のある事柄をみんなが習得するということにはならないでしょう．

発達段階を通して人の学習行動を眺めてみると，それぞれの年齢段階に応じたおそらくは遺伝的な背景をもっている学習への強化因が存在することがみてとれます．図 4.7 には，そうした年齢に応じた学習への強化因をあげておきました．最も低年齢（0〜5 歳ころ）の子どもにとって，身体感覚を刺激する行動は快（正の強化）をもたらします．たとえば，赤ちゃんに「高い高い」をすると赤ちゃんは喜んでくれます．あるいは小さな子はデパートの屋上などにあるコインを入れると上下に動く乗り物に喜んで乗りたがります．こうした刺激は大人にとってはそれほどの快感をもたらしませんが，小さな子どもはそうした刺激を欲しがります．こうした身体運動に伴う三半規管などの体性感覚を支

4.7 発達段階と選択的学習

える感覚器官に対する刺激は，身体をコントルールする運動プログラムにとって重要なフィードバック刺激を供給しています．幼児期にはこうした身体の制御プログラムがまだ十分出来上がっていないので，それを刺激することは，制御プログラムの整備にとって重要です．かつて，狭い団地で成長した子どもが小学生ぐらいになって，何かにつまずいてころんだ際，うまく手をつけずに顔面を地面に強打することが新聞記事などで取り上げられたことがありますが，こうしたことが起こるのも発達の早い段階で十分な運動ができず，そのため身体制御を司るプログラムに十分なフィードバック刺激を供給できなかったことが原因となっていると考えられます．

身体感覚を鍛える幼児期に続いて，小学校の低学年から中学年ころには基本的な技能を鍛える時期がきます．この時期には，現代では自転車や水泳，ナイフを使うというような簡単な道具の使用法の習得が起こります．こうした技能は，その後の人生で有用な技能の基礎をなす基本的な技能です．子どもにとって，こうした基本的技能を習得することは楽しい体験と思えるようになっています．小学生の時に怪我をしても毎日自転車に乗ったり，嬉々として水泳教室にかよったりした記憶は誰にもあるでしょう．しかし，同じ技能を大人になってから習得しようとすると，大変な苦痛を覚えることが多く，余程の必要がなければ子どもの時のようにスムーズに習得できません．

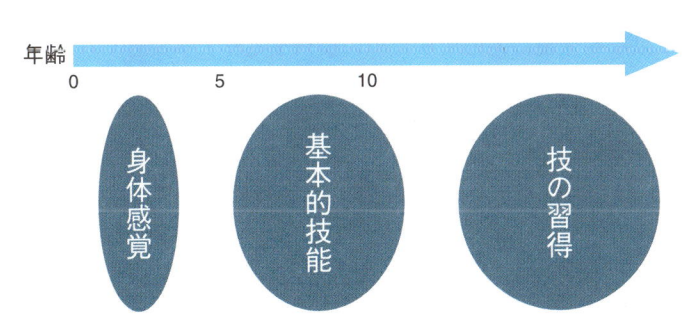

● 年齢に依存して正の報酬価が変化する

図 4.7 長期的選択（学習）を支える仕組み

小学校の高学年以降になると，より複雑な技能を習得することに興味を覚えます．ゲームやスポーツに夢中になるのもこの年齢です．こうしたいわゆる遊びは，要求される技能が高度になるとともに複雑なルールに基づいて行われます．この年齢の子ども達は，そうした遊びを通して，大人になって必要な社会的なルールに基づく複雑な行動への準備をしていると考えられます．基本的な技能の習得をめざす前の段階と違い，技能の高度化とともに，この段階ではどのような技能を習得することになるか（どの技能の習得に快を覚えるか）は人により一様でなくなり，個人差が見られるようになります．この段階の技能の習得は，エキスパート（いわゆるプロ）と呼ばれるような専門家の育成につながる高度な技能にまで発展する可能性を含んでいます．

4.8 脳の可塑性と記憶

エニアックという初期のコンピュータは，プログラムを書きかえる度にいちいち配線を変える必要がありました．これを見た数学者のフォン・ノイマン (von Neuman, J.L.) は，プログラムとデータをともにコンピュータの内部記憶に蓄えるというアイデアを出し，これが現在一般的なフォン・ノイマン型コンピュータの原理となったといわれています．コンピュータではプログラムを入れ替えることで自由にいろいろな仕事をこなすことができ，大変便利な汎用性がありますが，脳はそうした汎用性をもつコンピュータとは違っています．これは，脳は動物が環境に適応するために情報を処理する装置であり，そのために必要なプログラムを習得したらそれ以上の変更は必要ないからです．これは，動物だけでなく人間にも当てはまります．現代文明は，常に成長と変化を求めていますが，これは 500 万年ともいわれている人類史の中で産業革命以降のたかだか 250 年ほどのごくごく最近の，しかも先進国に限られた風潮です．人間といえどもその進化の歴史の大部分の期間，成長後は一生同じ環境で生活することが一般的でした．従って，成長する途中で習得した技能や知識は，終生個体の適応に役立ったはずです．有用な知識や技は，いったん獲得したらその後生涯にわたって必要とされるはずで，それを保持し続けることは個体の適応にとって有利に作用すると予測されます．この観点からは，いつまでも脳のプログラムが書き換え可能な状態を保つ（＝高い**可塑性** (plasticity) を

4.8 脳の可塑性と記憶

維持する)ことは,好ましいとはいえないことになります.

このように考えると,脳の可塑性が年齢とともに次第に失われるという仕組みは,合理性があるといえます.脳の可塑性は,神経細胞同士のつながり具合がどれくらい変化しやすいかによって決まります.つながり具合の変化は,シナプスが増えたり減ったりすることによるので,脳のプログラミングとは,神経細胞同士の配線の様子がシナプスを介して変化することに対応します.

脳の重量変化(図 4.8)を見ると,誕生後の最初の数年で大きく変化しています.この時期は回路が盛んに形成されている時期です.神経細胞は,誕生後はほとんど分裂しないとされているので,重量の増加は,神経細胞同士が枝を伸ばして回路を形成する,つまり脳のプログラムが形成されることによって生じます.脳の成長が終わる思春期以降は,脳の重量変化は頭打ちとなり,さらに中年期以降はゆっくりと低下していきます.この高齢での重量低下は,神経細胞の脱落によるとされています.

誕生直後の数年間は脳の可塑性が高い状態で保たれていることから,この時期の経験は,脳の配線を大きく変更することが可能です.そのため,早期に脳

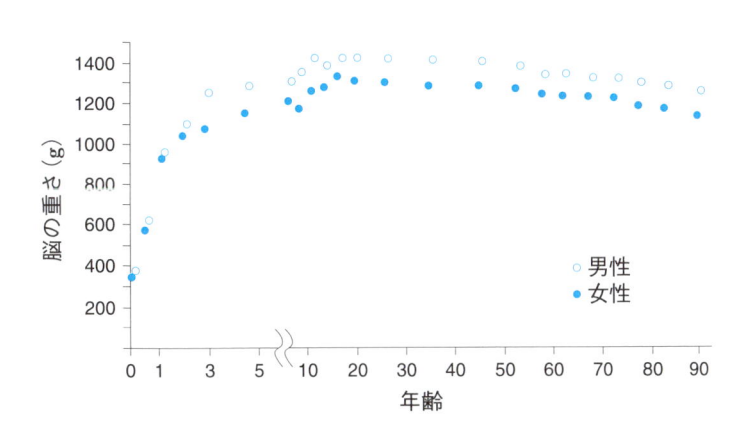

図 4.8 発達に伴う脳の重量変化 Rosenzweig, Breedlove, & Watgson, 2005
脳の重量変化は,神経細胞が増えるためではなく,細胞同士の連絡が密になること(神経回路の精緻化)による.

に大きな損傷を受けても、そこからの回復は順調で、大人になるまでにほとんど障害が残らないまでになります。極端な例では、大脳半球の半分を切除しても（特に言語機能にとって重要な左半球）、その後の発達にそれほど大きな影響を残さない（言葉を普通にしゃべれるようになる）ですみますが、同じことが成人で起きると、その後の回復はなかなか思うようにいきません。

神経細胞同士のつながりは、カナダの心理学者ヘッブ (Hebb, D.O.) が半世紀以上前に提案した**ヘッブの原則**により変化します。これは、ある神経が、その神経がシナプス接合している別の神経に信号を送った時、信号を受けた神経がそれ自身次の神経に向けてインパルスを発射した時に2つの神経（送り手と受け手）のシナプス接合がより信号が通りやすい方向に変化するというものです。つまり、受け手の神経細胞の発火がフィードバック信号として作用し、信号の通りやすさに変化をもたらすことで、2つの神経のつながりがより密になる訳です。逆に、シナプスを介した信号の伝達が起こらないと、2つの神経の接合は次第に信号が通りにくい方向に変化していきます。

4.9　先天盲での触弁別に見る脳の可塑性

幼年期の脳は高い可塑性をもつことを劇的な形で実証しているのが、先天盲での視覚野 (V1) の触弁別（触覚により表面の形状などの違いを弁別すること）への組み替えです。先天盲の方は、目が見えないため通常点字により文字情報を読み取ります。そのためには触覚が利用されます。触覚を司るのは、大脳皮質の体性感覚野と呼ばれる部分です。これは、大脳の中央を縦断する中心溝の後ろ側にあります。目の見える人の場合、この領域を中心とする触覚に関係する部位だけが触弁別に関わっていますが、先天盲の人の場合、驚いたことにV1も触弁別に動員されることがfMRIを用いた研究から明らかになっています。愛知県の岡崎市にある生理学研究所の定藤のグループは、先天盲を含む視覚障害者を対象に、視力を失った時期とV1の活動との対応を調べる実験を行い、失明した時期が遅くなるにつれ、触弁別時のV1の活動が失われていくこと、及び触弁別に際してのV1の活動が高い人ほど弁別成績がよいことを見出しています。つまり、この結果は、普通なら視覚のために使われている後頭葉の領域が、視覚入力がないと触覚に割り振られ、結果としてそれが触弁別に貢

献していること，また，そうした回路の組み替え能力は生後数年以内に失われることを示しています．

4.10 言語習得と臨界期

人生の早期の高い学習能力を示す時期は，**臨界期**あるいは**敏感期**と呼ばれています．臨界期の存在は，**就巣性**（地上に巣を作る）の鳥類での**インプリンティング** (imprinting) という行動がよく知られています．アヒルやカモなどの鳥では，卵から孵ったヒナは直ちに移動することができます．これは，地上に巣を造るため，敵に襲われやすく，危険が近づくとすぐに逃げる必要があるためです．しかし，ヒナが勝手に移動してしまうと，迷子になるので，そうならないように常に親の後を追いかけるように本能的にプログラムされています．これが，カルガモの親子などに見られる親の後をヒナが一列になってついて回るという行動になります．インプリンティングというのは，この親という対象の学習です．アヒルやカモにとって，親とは卵から孵って最初に出会う対象のことであり，別に誰でもあるいは何でもかまわないのです．実験室では，ボールを親の代わりにしてインプリンティングの実験が行われたりしました．インプリンティングは，経験の影響を受けるという点では学習だといえますが，あまり柔軟性のない学習で，24時間以内に親となる対象物と出会う必要があります．それを超えてしまうと，出会った対象を回避する傾向が強くなり，インプリンティングはうまく成立しなくなります．

インプリンティングは，明確に臨界期が存在する例ですが，人間の言語（ただし母国語）習得についてもインプリンティングほど明確な限定はされていないものの臨界期があるとされています．その時期はおおよそ思春期以前です．人間の赤ちゃんは，民族や文化を問わず世界中どの言語でも習得できることから，言語の獲得は学習だといえますが，学習に適した時期があるという点でインプリンティングに似ています．ただし，言語能力を構成する3つの要素のうち，音韻と文法には臨界期が存在しますが，もう1つの要素である語彙にはそうした習得に向いた時期は存在せず，生涯新たな単語を習得し続けることが可能です．

臨界期が存在する音韻と文法のうち，音韻は最初の1〜2年が特に重要で，

この時期に接した言葉が母国語として定着することになります．といっても，小学校の低学年ぐらいまでは脳は言語習得に必要な柔軟性を保っており，それほど苦労せずに新しい言語を習得することができます．このように音韻の習得は特に早期の経験が重要なので，欧米では重度の難聴の子どもに対し人工内耳の手術をするなら，なるべく早い方が言語習得上有利だとして，賛否両論はあるものの，生後1年以内の手術が勧められています．音韻の習得に比べると文法はやや遅く，小学校の低学年くらいまでに母国語が決まるとされています．

4.11 臨界期から見た外国語の習得

思春期以後に習得した言葉は外国語となり，どうしても母国語の影響が残ります．そのため，特に日本語のように，音韻体系が貧弱で文法的にも欧米の言語とは大きく隔たっている言語を母国語とする我々は，外国語の習得に大きなハンディを被ることになります．音韻と文法には臨界期があることを考慮すると，音韻と文法の正確さにあまりこだわってもしかたがないということになります．むしろ，臨界期のない単語の習得を通じて外国語の習得を行う方が合理的だと思われます．ただし，読み書きや会話のために外国語を使用するという実用的な観点から見た言語能力とは，試験のための英語の勉強のように知識として意図的に覚える（試験勉強でよく行われているように，日本語と英語の単語をペアにして覚えるのは，心理学では**対連合学習**と呼ばれており，これにより作られる記憶は宣言的記憶に属します）のではなく，母国語と同様に言葉と意味が自然な形で直接結びつくようにする必要があります．そのために一番よいのは，外国語が使用されている環境で外国語だけを使って生活すること（外国生まれのお相撲さんの日本語習得が上手なのはこのためです）ですが，これは日本人にはなかなかチャンスがなくて難しいやり方といえます．実は，どこでもできるそれに準じたやり方があります．それは，昔から外国語習得で行われている文章を読むことを通して単語を習得するというやり方です．このやり方だと，文章が与える文脈の中で言葉を獲得するため，母国語での言葉の獲得と同等とはいかないまでも，それに近い意味と単語の連合の形成が可能になります．その際，重要なことは，語彙の習得は知識としてではなく**習慣** (skill)として行うという点です．習慣という意味は，繰り返しにより自然に形成され

4.11 臨界期から見た外国語の習得

る脳内の神経連絡，つまり技の習得のような手続き的記憶として学習するということです．試験にそなえて勉強する時のように意図的に覚えると知識として単語の意味が素早く習得されますが，こうして獲得された単語の意味は，意図的に思い出そうとしないとなかなか出てきません．会話をする際に必要な技能は，運動技能一般にいえることですが，リアルタイム処理が要求されるので，意図的に思い出すという能動的な注意の働きに頼っていたのでは，時間的に処理が追いつかなくなります．文脈の中で単語に繰り返し出会うことでその単語の意味を自然に習得することは，単語の意味が注意によらず自動的に理解できるようにするためにとても重要です．

文章を読んで理解するだけでは，当然会話はできるようにはなりません．しかし，文章を読んで理解できない人は，それを話されても理解できるはずがありません．なぜなら，読むときには単語は文字として書かれているので，基本的な文字体系を習得しておけば，時間がかかっても読むことは可能だからです．つまり，読むという行為はリアルタイムでの処理という制約が少ないといえます．これに対して，同じ文書が音声として伝達された場合には，音を聞き取るという問題に加えて，音が連なってできている文章を理解するというより作業記憶に負担のかかるリアルタイムの処理が要求されることになります．従って，文章をスラスラ読めるようにならないと，定型文からなる簡単な英会話以上の話は理解できないことになります．つまり，外国語で書かれた文章を難なく読めるようになるという訓練は，会話をするためには必要な前提となる学習だといえます．

ある程度スムーズに文章を読んで理解できるようになったら，次にやるべきことは何でしょうか．それは，聞き取りの訓練です．聞き取りは知覚技能の1つで，やはり手続き的記憶に属します．アメリカにしばらく滞在していた折に，向こうの人との会話で，聞き取れない言葉は何度聞いても聞き取れず，そのうち，相手があきらめて文章ではなく単語でいい直してくれて漸く言っていることが理解できたということを何度も経験しました．こうした経験からいえることは，日常生活で遭遇する会話を考えた場合，障害になるのは実はしゃべることでなく，聞き取りの能力だということです．なぜなら，こちらがしゃべるときには単語を並べるだけでも相手はなんとか理解してくれますが，会話（双方向のやり取り）をするためには，相手の言っていることが聞き取れる必

要があるからです．聞き取りは手続き的な技能なので，残念ながら上達するための早道はありません．ひたすら聞くことあるのみです．幸い，現在では日本でも様々な外国語メディアが入手可能なので，映画でもニュースやドキュメンタリー番組でも何でもとにかく自分の関心のある内容を聞くことがいいでしょう．ただ，映画の会話は，スラングも多くかつ感情的な場面が多いので，あまり日常的なやり取り向きではないでしょう．むしろ，ニュース番組の方が，様々な状況についてのフォーマルな口調での語りなので，聞き取りの訓練には向いているといえます．機能的イメージング研究では，我々が言葉を聞き取ろうとしている時には，言語聴取に関わるとされている側頭葉にあるウェルニッケ野が活動するのは当然ですが，言葉をしゃべるときに使われている前頭葉のブロカ野も一緒に活動していることが明らかになっています．つまり，聞き取りを訓練するということは，実はしゃべることの訓練にもなっていることになります（ただし，聞くだけでは実際に筋肉を制御していないので，口が滑らかにまわるようにはなりません）．

　つまり，外国語を習得するためには，図 4.9 の 3 つのステップを踏む必要があるということになります．最初は，高校までの英語教育で経験したような，基本的な音韻体系と文法規則，それに日常的な単語の習得です．この段階は，外国語を知識として習得している段階です．次に文章を読んで理解できるようになる段階が続きます．これがある程度できるようになったら，最後の段階として聞き取りの訓練が続きます．後の 2 つの段階は，技能としての外国語の訓練です．第 3 段階まで進めば，外国に行ってもなんとか自分で生活できるようになります．意味と単語が結びついているので，考えたことがスムーズに単語として口から出てくるはずなので，こちらの意図を相手に伝えることは何とかできるはずです．後は相手が答えた内容さえ理解できれば，会話は成立します．英会話の訓練では，こちらのいいたいことを定型文として習得することはできても，相手がそれに対してどう答えるかはあらかじめ想定しようもないので，相手の反応を理解できるようにはなりません．しかも，たいていの英会話の練習は場面を限定して行われるので，そこで出会う単語の数は限られています．現実の会話場面では，相手は成人がもっているとされる何万もの語彙からたまたま選んだ単語を発してくるので，それが分からないと相手のいっていることが理解できないことになります．そのためには，是が非でも多くの語彙

を聞いて分かるようにしておく必要があります．

　残念ながら，外国語の習得も技能の習得の一種であり，他の技能と同様に習得には長い時間がかかります．しかもその習得は，本来習得が予定されている母国語と異なり，いわばオプションの習得なので，決して習得は楽しくありません．既に触れたように，技能の習得は，脳の中に新しい回路を形成することなので，繰り返しが重要でそのために時間もかかります．一般に，特定の技能に秀でたエキスパート（たとえば，プロの演奏家）になるには，毎日数時間の訓練を 10 年間続ける必要があるとされています．そうした長い訓練の結果として，その技能の実行に必要な神経細胞がリクルートされ，それらの間に神経のネットワークが形成されることになります．しかし，一度習得されれば，簡単には忘れないというのが技能のもつもう 1 つの特徴でもあるので，習得に払った努力は決して無駄にはならないといえます．

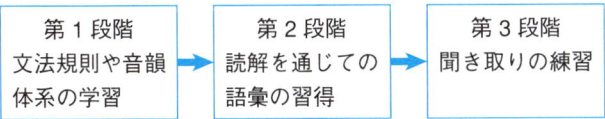

図 4.9　外国語習得の 3 つのステップ

演習問題

1 目の前に新聞を広げた状態で部屋を真っ暗にし，デジカメのフラッシュをたいてみよう．その時，新聞の記事がどれくらい読めるだろうか観察してみよう．
2 自分の記憶の中で，一番小さな時の記憶を思い出してみよう．その時の年齢は何歳ぐらいだっただろうか．
3 手続き的記憶と宣言的記憶にはそれぞれどのようなものがあるかあげてみよう．

さらに理解を深めるために

『カラー図説記憶力 — そのしくみとはたらき』
　アラン・バッドリー著　（川幡政道訳）　誠信書房　1988
『なぜ，「あれ」が思い出せなくなるのか — 記憶と脳の7つの謎』
　ダニエル・L. シャクター著　（春日井晶子訳）　日経ビジネス文庫　2004
『記憶と情動の脳科学 —「忘れにくい記憶」の作られ方』
　ジェームズ・L. マッガウ著　（大石高生，久保田競訳）　講談社ブルーバックス　2006

第5章

脳の情動システム

　我々を取り巻く環境中でどのような事態が起こるのかを事前に知ることはできません．予期しない出来事に出会うと，その出来事に対応するためにそれまでの行動プログラムを中断して，事態に適合した行動プログラムに切り替える必要があります．状況の意味を判断し，それに合わせた行動選択を行うことは，我々が環境に適応する上で不可欠の機能といえます．こうした機能は**情動** (emotion) あるいは（より日常的な表現では）**感情** (affect) と呼ばれています．感情は，選択という観点から見た場合，脳の情報処理にとってどのような役割を担っているでしょうか．

5.1 感情の機能的意義

よく，SF 映画や小説に登場するロボットは，感情をもたない理性だけの存在として描かれています．これは，1つには人間とは違った存在として描く表現上の必要性にもよるのかも知れません（そう描かないと人間との区別があいまいになる）が，おそらく機械は生き物と違って感情的な振る舞いはしないはずだという暗黙の仮定がそこにはあるのではないでしょうか．これに対して，人間と動物を区別するのは，（特に欧米の伝統的な考え方によれば）理性の有無です．デカルト (Descartes, R.) が想定したように，人間には理性があるが動物にはそれがなく，感情（本能）のみに支配されていると考えられてきました．このように，ロボットには感情がないかのように思われてきましたが，ロボットが真に自律したシステムとして機能するためには，感情が果たしているのと同様の機能を実装させなくても本当に大丈夫でしょうか．動物にとっての感情の働きを考えてみると，どうも答えは否となる気がしています．

感情を広い意味で考えると，表 5.1 のように，狭義の感情，報酬，気分の 3 つの側面があります．ここでは，主に前 2 者について説明することにします．

5.2 感情の諸機能

脳の情報処理において（狭義の）感情は，どのような役割を担っているでしょうか．表 5.2 にその役割をリストアップしておきました．進化的に見て最も古くから備わっている感情の機能とは，非常事態に遭遇した時にそれに対して我々の生理学的システムを適合させることで事態を乗り切ることにあったとされています．「窮鼠猫を噛む」という格言は，弱いネズミであっても逃げるに逃げられない状態に置かれれば，ネコと闘ってでも窮地を脱するという思い切った行動に出ることを意味しています．脳は，このような「**闘争か逃走か** (fight or flight)」と表現されている非常事態では，それにふさわしい特別な体制をとります．その結果，いわゆる「火事場の馬鹿力」と表現されているように，普段出さないような力を出したり，高層ビルの火災に際してみられるような逃げ遅れた人が高所から飛び降りるというような，普段はとても考えられない行動がみられます．これは，ロボットでいえば，普段は過熱を防ぐため電流

を制限するような安全装置が組み込まれている駆動モーターのリミッターを解除してフル出力を可能にするようなことに相当するといえるでしょう．

感情の2番目の機能は，外界の状況の評価です．これは，後述するように**扁桃核** (amygdala) の役割です．この機能は，外界の刺激や状況が自分にとってどのような意味をもつかを適切に判断し，それに応じた行動の選択を可能にするために重要です．感情の第3の機能は，**動機づけ** (motivation) です．動機づけとは，環境変化や生体の内部状態の変化に対応して特定の行動が生じやすくなっている状態をいいます．たとえば，お腹がすいた時には食べ物を探す行動が起こりやすくなるというように，血糖値の低下など生理学的な変化などにより引き起こされた特定の行動が起こりやすくなる傾向を動機づけあるいは**動因** (drive) と呼んでいます．感情の機能は，外部の状態が生体にとってどの

表5.1　広義の感情

- **外部の状態に対する評価が引き起こす反応**
  これはいわゆる感情
- **自身の行動の結果に対しての評価**
  強化あるいは報酬と呼ばれ，道具的条件づけを制御する
- **システムそれ自体の性質**
  性格（気質）の一部であり，気分の変動性として表れる

表5.2　狭義の感情の役割

- 非常事態に適応するために体の資源を動員する → 生理学的準備状態を生む
- 事態を評価する（接近・回避）
- 事態にあった行動プログラムを起動する（動機づけ）
- 社会生活を円滑にする
- 認知的処理にバイアスを与える

様な意味をもつのかを評価することだといいましたが，その結果として評価に応じた行動の切り替えをする必要が生じます．たとえば，恐怖を感じたら一目散に逃げ出すという様な具合に，評価内容に応じた感情状態が起こり，それに従って適切な対応をとるように促すのが感情の重要な役割です（表 5.3）．脳という計算システムでは，コンピュータと違い外部にユーザーはいません．従って，必要なプログラムを起動するのは脳自身です．その働きの一端を担っているのが感情だといえます．

感情のこれ以外の機能は，派生的なものなので，詳しくは紹介しませんが，コミュニケーション，特にノンバーバルコミュニケーション (non-verbal communication) と呼ばれている言語以外のチャンネルを利用したコミュニケーションで重要な役割を担っています．ノンバーバルコミュニケーションは，社会的な相互作用において，相手の心理状態を知る手がかりを与えることで社会的な交流を円滑に行われるようにしています．これに加え，感情状態は認知機能にも影響を与えます．一例をあげると，ある気分状態で経験したことは同じ気分の時に思い出しやすい傾向があり，これは**気分一致効果** (mood-congruence effect) と呼ばれています．

5.3 脳の報酬系

ある行動に感情，とりわけ快あるいは喜びの感情が伴う場合，道具的条件付けと呼ばれる学習が生じます．**道具的条件付け** (instrumental conditioning) は，図 5.1 に示したように，行動に伴う結果に従ってその結果をもたらした行動の生起頻度が変化する学習です．行動に結果が伴うことは**強化** (reinforcement) と呼ばれており，これは自らが行った行動（自発行動）の結果がどのような結果を生んだかを脳の内部でフィードバックするシステムといえます．これによる学習は，一種の**遺伝子アルゴリズム** (genetic algorithm) となっており，たまたま行った行動が何らかの結果につながると，その結果がプラスの場合，それをもたらした行動が起こりやすくなることで，環境と行動とのマッチングがよくなります．このようにして環境と調和した特定の行動の生起確率が選択的に高まるようになります．たとえば，エサのある場所を覚えたり社会的に承認されている行動が習得されたりという学習は，この道具的条件付けにより習得さ

表 5.3 感情の動機づけとしての働き

感情	行動プログラム
怒り	障害を乗り越える思い切った行動
不安	行動を慎重にし，情報を求める
恐怖	危険から遠ざかる
幸福	積極的に近づく・受け入れる
嫌悪	注意を逸らす
驚き	対象に対し注意・関心を向ける
抑うつ	何もしない（休息をとる）

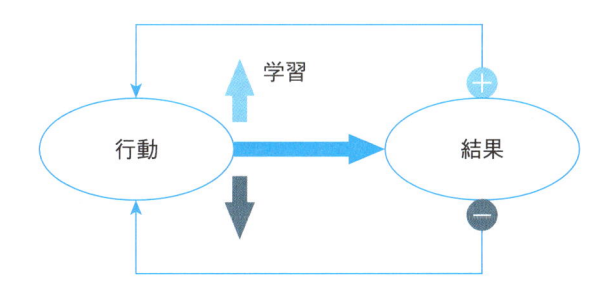

- 脳内で結果（報酬）を生み出しているのが快中枢
- 報酬価は，報酬の予期からのズレに比例して大きくなる

図 5.1 道具的条件づけ

道具的条件づけでは，報酬に基づきその結果を導いた行動の生起頻度が変化する．これは，一種の遺伝子アルゴリズムといえる．

れます．負の報酬の場合には，単純にそれをもたらした行動が起こりにくくなるだけでなく，その行動を避けることがプラスとして受け取られるので，**回避行動** (avoidance behavior) が学習されます．たとえば，人前でしゃべるのが苦手な人が，しゃべらなくてすむことは正の報酬価となるので，しゃべらなくてすむ（これが回避行動です）という学習が起こります．これが苦手意識（苦手なものを避ける傾向）を生むことになります．

脳にこのようなフィードバックシステムが備わっていることが最初に発見されたのはずいぶん古い 1954 年のことで，それを発見したのは，オールズ (Olds, J.) とミルナー (Milner, P.) という心理学者でした．彼らは，ラット（いわゆるドブネズミのことで心理学では古くから実験動物として使用しています）の脳のある場所に電極を差し込んでそこを刺激する実験を計画していて，間違って別の場所に電極を挿入してしまい，それを知らずに実験を行いました．その結果，ラットは挿入された電極から弱い電流が流れると，積極的にそれを求めるようになることを発見しました．これが，有名な脳の報酬系の発見です．その後の研究により脳の報酬系とは，**ドーパミン** (dopamine) という神経伝達物質を運ぶ神経繊維の束が走っているあるいはそれが出発している領域（図 5.2）だということが判明しました．ドーパミンは，**モノアミン** (monoamine) と呼ばれている神経伝達物質の一種で，脳の働きを調節する役割を担っています．この調節系に属する神経伝達物質の働きに異常が生ずると，**統合失調症** (schizophrenia) や**うつ病** (depression) のような感情や動機づけが関係する精神疾患が生ずることからも，この神経伝達物質が脳の働き，特に感情や動機づけに関係する部位の働きを調節する上で重要な役割を担っていることが分かります．

5.4　正の報酬による病理行動の習得

行動の結果を脳がプラスと判定したということは，脳内でドーパミンが分泌されたということと等価であり，その結果として正の報酬を受けると，誰でも快感を感ずることになります．その意味で，報酬は感情を伴います．しかし，この状態をもたらした行動が本当に我々にとってプラスといえるかどうかは疑問な場合もあり，長期的にはプラスにならないことが学習されてしまうことも

起こりえます．それは**依存** (dependency) と呼ばれている学習です．現代社会には，様々な正の報酬に充ちています．そうした報酬を与えられると，それに導いた行動の生起頻度が高くなるというのが道具的条件づけですが，この学習は長期的な結果に関しては，全く考慮を払いません．具体例をあげれば，アルコール依存の結果肝臓が傷害されることが分かっていても，アルコールが脳内のドーパミンを増加させる限り，依存が形成されます．実際，様々な依存行動は，最終的には全てドーパミンを介した道具的条件付けにより習得されると考えられています．正の報酬による道具的条件付けが長期的にはマイナスの結果をもたらすという構図をもつという点では，薬物依存だけにとどまらず，買い物やギャンブルなどもコントロールがきかない場合には依存行動に含まれます．ただし，誰もが同じように依存を形成する訳ではなく，そこには個々人の性格の違い（特に**新奇性希求** (novelty seeking) と呼ばれているスリルや冒険を求める傾向と**衝動性** (impulsiveness) が組み合わさった性格）が影響し，報酬により積極的に学習を成立させやすい人とそうでない人がいます．

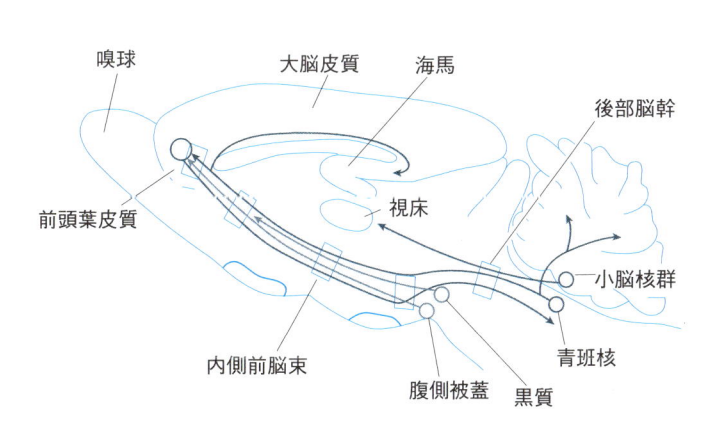

図 5.2 正の報酬価を伝達する仕組み Routtenberg, 1979
内側前脳束は，脳内でドーパミン神経が通っている神経の束．この図は，ラットでの内側前脳側の走行部位を示している．オールズとミルナーは，この神経を電気刺激し，それが正の報酬として働くことを発見した．

5.5 負の報酬による回避行動の習得

負の報酬価をもたらす行動は，生起頻度が低下すると書きましたが，往々にして単純にそうならないことがあります．なぜなら，負の報酬から逃れられるという結果は，それ自体が正の結果だからです．「羹に懲りて膾を吹く」という格言のように，負の強化（熱いものでやけどをする）を受けると，単純にその結果をもたらした行動の生起頻度が低下する（羹を食べなくなる）とは限らず，負の結果を回避する別の行動（羹をさましてから食べる）が習得されます．これが回避行動です．回避行動は，負の結果を受けないですむという結果をもたらし，この結果は当人にとって正なので，正の強化による学習がなされる訳です．図式すると図 5.3 のようになります．

大きな負の報酬価（たとえば恐怖のような強い陰性感情を生ずる出来事）は，道具的な条件づけだけでなく，**情動条件づけ** (emotional conditioning) と呼ばれている**古典的条件づけ** (classical conditioning) も同時に生じます．これが，**般化** (generalization) というメカニズムにより元々の刺激にともなって存在した他の刺激にも及ぶと，何でもない刺激が負の報酬価を獲得するようになります．この情動条件づけが生ずると，それに対する回避行動が（正の報酬価により）学習され，これが問題を起こすことになります．そうした回避行動が習得される臨床例として，表 5.4 には，**恐怖症** (phobia)，**PTSD**，**パニック障害** (panic disorder) をあげておきました．回避行動が学習されると，それが社会生活に障害をもたらすことになります．実際，オウム真理教が引き起こした地下鉄サリン事件の被害者の中には，地下鉄に乗れなくなった方がいます．これは，サリンを吸引して死にそうな経験（恐怖体験）をしたことから，その時の周囲の状況，つまり地下鉄の列車や駅が古典的な条件付けにより恐怖と結びつき，恐怖を予想させる信号となる訳です．これが情動条件づけで，この条件づけが地下鉄から他の交通機関にまで広がってゆくと，次第に通勤・通学そのものができなくなる（乗り物を利用することを回避する）訳です．これが，学習では般化と呼ばれている現象です．恐怖を引き起こす原因が，**高所恐怖** (acrophobia) に見られるような特定の対象であっても，戦争や犯罪の被害者となる場合でも，あるいは原因不明のパニック発作であっても，強い恐怖感情を経験するとその時周囲にあった環境刺激に対して情動条件付けが起こり，それ

が般化することで，次第に日常生活が困難になるという悪化のプロセスはどの場合でも共通しています．

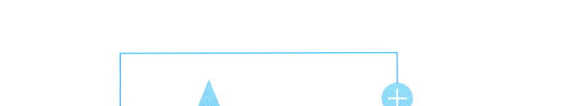

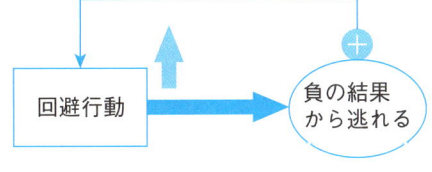

図 5.3 回避行動が維持される仕組み

回避行動は，結果としていやなことから逃れられるので，これが正の報酬となり，いったん形成されると，なかなか消去されない．

表 5.4 情動条件付けが関わる疾患

強い恐怖を体験すると，情動条件付けにより，そのことに関連する環境刺激に対して恐怖反応が条件付けられる．この負の報酬を回避する行動が習得されると，それが日常生活に様々な障害を引き起こす．

- 恐怖症
  特定の対象（たとえば高所）に対して強い恐怖反応を示す状態をいう．その対象に対して回避行動が習得されやすい．
- PTSD
  戦争や犯罪に巻き込まれるなどして，死の恐怖のような強い恐怖体験を経験するとそれがきっかけになり，その体験内容が突然蘇ったり夢に現れたりすることで，情動条件づけが起こり，これが回避行動につながる．
- パニック障害
  突然強い情動反応が起こり（当人は心臓発作と思うことが多い），これがきっかけで回避行動が習得される．

5.6 脳の情動システム

　情動を生ずるような状況に直面すると，我々の脳ではどのような処理が行われるでしょうか．最初に行うべきことは，状況が感情を生ずるにふさわしいかどうかの評価です．当面する状況が情動システムを働かせるにふさわしいかどうかという認識は，主として下位側頭葉の形態認識処理に基づいて，扁桃核で行います．扁桃核には個体の好き嫌いに応じて反応する神経細胞が存在することがサルを対象にした生理学実験から明らかになっています．サルの扁桃核には，サルの好物（たとえばスイカ）や逆に嫌いなもの（たとえばヘビ）に対して特異的に反応する細胞が存在することが確かめられています．おそらく，人間でも同様でしょう．実際，扁桃核は，怒った顔や笑った顔を見ているときにはその活動を増加させることが機能的なイメージングを用いた研究から確かめられています．そうした情動を喚起する刺激に接すると，本人の意図とは関係なく，その刺激が処理され，その結果は扁桃核に送られます．すると扁桃核は，送られてきた情報が自分にとってどのような意味（重要性）をもつかを評価し，その結果に応じた行動をとるように脳の他の部位に働きかけます．もし，事態が危機的だと判断されたなら，ただちに，非常事態に備えた身体の体制を作るように，視床下部にある**自律神経系** (autonomic nervous system) 及びホルモン系を支配する核に働きかけ，末梢の生理学的状態をそうした事態にふさわしいものに変化させます．その結果，よりたくさんの血液を身体の各部に送り出すために心拍出量が増す，筋肉に血液を運ぶ毛細血管が拡張し内臓に血液を送る血管は逆に収縮するといった生理的な変化が体のあちこちに生じます．

　評価の結果は，前部帯状回及び前頭葉の**眼窩面** (orbitofrontal cortex) と呼ばれる領域に送られます．前部帯状回のうちで最も前方に位置する部位が情動や痛みに関係する部位です．前部帯状回のより後ろよりには反応競合や反応エラーが起こった時に活動する部位があります．第3章でも紹介したように，これらの状況では，生体の置かれている状況が何らかの理由で問題を抱えており，それに対応した適切な行動をとる必要があります．前部帯状回のこの部位は，そのことを脳の他の部位（特に行動の統御を行っている前頭葉）に対して知らせる役割，つまり一種の割り込み信号を発生するタスク切り替え器として

機能しています（図 3.11 (p. 59) を見てください）．

　前部帯状回の面積を MRI により計測して，個人の性格特性との関係を調べた研究では，この領域の面積（特に右半球）は，**危険回避**（harm avoidance: 予期不安，人見知り，慎重さなどの特徴からなる）との間に有意な相関があることが報告されています．この性格特性は，環境の危険に対し常に敏感に反応するという個人の傾向を反映したものであり，この部分の面積が大きいということは，危険回避に関係した事態での処理能力が高いことと関係しているといえます．逆に，この領域が脳梗塞などで損傷を受けると，表 3.5 (p. 53) で紹介したような状態となり，意識は正常に保たれているにもかかわらず外部に対して積極的に反応することがなくなります．

　前部帯状回からの割り込み信号を受けて，前頭葉の下部（眼窩面と内側面）は，置かれた状況の評価から感情としての自覚を生成し，これまでの経験や知識を踏まえて適切な対応をとるべく，行動制御の最高中枢である前頭前野の背外側部と協調して，具体的な行動の選択を行う役割を担っています．**精神分析学** (psychoanalysis) の創始者であるフロイト (Freud, S.) は，図 5.4 (p. 99) のような 3 つの要素からなる**自我** (ego) のモデルを提案しています．フロイトは，19 世紀後半から 20 世紀初頭にかけて生涯を送った人でしたから，当時の脳科学の水準からして，具体的に脳のどの部分がどの様な役割を果たしているかについては，全くといっていいほど知識をもっていませんでした．しかし，当時**ヒステリー** (hysteria) と呼ばれていた**神経症** (neurosis) 患者に対する豊富な臨床経験を基に，フロイトの自我のモデルは，現在の脳科学の知識に照らして考えてもそれほど的外れではないアイデアとなっています（図 5.4）．眼窩面から前頭葉内側面にかけての領域が損傷を受けると，フロイトのいうところの**現実原則** (reality principle) が機能しなくなり，意思決定が社会の規範から外れたものになってしまいます．そうした例として最もよく知られているのは，20 世紀初頭のアメリカで鉄道線路工事の線路工夫の親方をしていたフィネアス・ゲージ (Phineas Gage) という人物です．この人は，工事現場で作業中に岩の爆破に使う両端のとがった 1m 程の鉄の棒が頭を貫通するというすさまじい事故にあいました．奇跡的に命は取り留めたものの，ゲージはこの事故で被った脳の損傷により性格が一変し，感情的で身勝手な当てにならない行動をする人物，**社会病質** (sociopathy) 人格と呼ばれるタイプになっ

てしまいました．このような人格の病的な変容は，前頭葉の情動に関わる領域が事故によって広範に損傷されたためだとアイオワ大学の神経学者のダマジオ (Damasio, A.R.) 達は結論づけています．この結論は，ハーバード大学に保存されていたゲージの頭蓋骨に残った鉄棒が貫通してできた2つの穴の位置から，破壊された脳の部位に基づいてダマジオ達が下したものです．同様の変化は，手術などでこの部位が損傷を受けても生ずることが知られています（第1章で紹介したEVRの症例）．

ダマジオは，社会病質人格的行動は，過去の強化の履歴や情動システムが発するかすかな信号を適切に読み取ることができないことが原因で生ずると考え，そうした信号のことを**身体マーカー** (somatic marker) と呼んでいます．環境中の刺激でも，あるいは脳内で生ずる信号でも，明瞭な信号は直ちに自覚されその意味が理解されますが，信号が自覚できるかできないかというごく微弱な場合や信号の意味が曖昧な場合には，注意の働きが適切にその信号に向けられない限りうまく読み取れないことになります．前頭葉の下部の損傷は，そうした信号をピックアップする働きを大幅に低下させ，結果的に信号強度が低下したような状態になると考えられます．そのため，よほど注意してかからないと，身体が発する微妙なマーカーを読み取れず，フロイトのいう現実原則に従った行動選択ができなくなってしまう訳です．

5.7 情動の制御

第3章で紹介したように，注意は知覚や記憶に関わる情報の制御をすることで適切に行動が選択されることを助ける役割を担っています．その際，特定の知覚情報に能動的に注意を向けることでその情報を強めたり，逆に当面する課題に必要な情報の処理に対して関係のない情報が邪魔をしないように，それを抑制したりしています．能動的な注意の働きは，感情喚起につながる情報（知覚的刺激や記憶の想起）によって引き起こされる情動に関わる脳活動に対しても，こうした選択的な増強と抑制を及ぼすことができます．

最近の機能的イメージング研究では，感情を刺激する写真を被験者に見せ，それによって生じてくる感情をさらに強くしたり逆に弱めたりするように要求し，その時に脳の活動を調べると，能動的な注意の働きに関係する前頭葉の複

数の部位（前頭前野の背外側部や前頭葉の外側下部）が活動していることが分かりました．背外側部は，作業記憶での執行機能と呼ばれている作業記憶に情報を書き込んだり読み出したりという制御をしており，前頭葉の外側下部は課題に関係のない反応や使われなくなった情報が作業記憶中の情報と干渉するのを抑制する時に働く部位です．前頭葉の能動的制御システムの働きは，脳の情動システムの中枢である前頭葉の眼窩面を介して扁桃核に対して作用し，その働きを調節します．その結果，感情の影響が強くなったり弱くなったりする訳です．

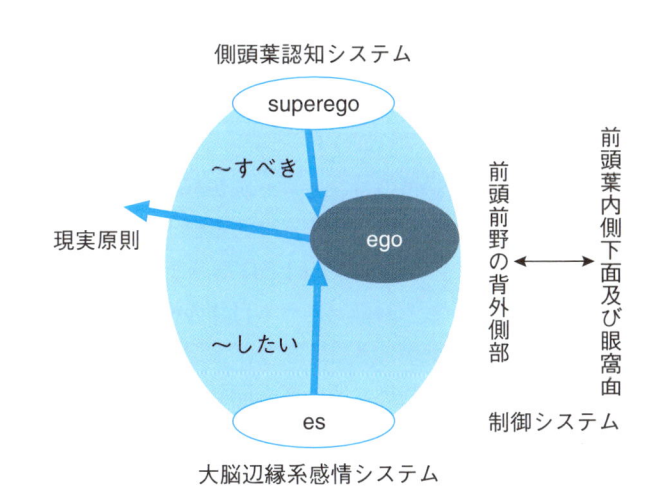

図 5.4　フロイトの自我のモデル

フロイトの自我のモデルの 3 つの構成要素（superego：超自我，ego：自我，es：エス）は，それぞれ異なる脳の機能と対応づけることができる．

5.8 覚醒水準と行動制御

　火事の時にあわてて大事なものをもたずに枕を抱えて逃げたというたぐいの笑い話があるように，感情が高ぶると行動の制御が困難になることは昔から経験的に知られていました．これは，図 5.5 のように U の字をひっくり返したような形から**逆 U 字の法則** (inverted U law) あるいは**ヤーキス-ドッドソンの法則**と呼ばれています．これは心理学では最も古くから知られている**覚醒水準** (arousal level) と作業成績の間の関係です．感情が高ぶるとそれに伴って覚醒水準が上昇し，そのため簡単なことはできても精神の集中を必要とする難しい作業や細かな手先のコントロールが必要な作業では作業成績が低下します．逆に，睡眠不足状態の時のように覚醒水準が低下しすぎても作業効率は低下します．そのため，両者の中間地点のどこかに最適な覚醒水準の点が来ることになります．ヤーキス-ドッドソンの法則では，最適な覚醒水準は課題の困難度により変化し，困難度が増すほど，より低い覚醒水準のところが最適な点となるとされています．

　能動的な注意の働きにより感情のコントロールが可能だといいましたが，実は能動的注意制御システム自身も，脳の一部である以上，覚醒水準の影響から逃れることはできず，逆 U 字の法則の支配下にあります．従って，いったん覚醒が過度に上昇してしまうと，制御システム自体の機能がおかしくなり，その結果として冷静な行動の制御ができなくなり，上記のような笑い話の種も生まれることになります．感情の制御に関しても同様であり，感情が高ぶってしまってからでは感情制御は難しくなるので，人前でスピーチをするというような感情が高ぶることが予想される場面では，あらかじめ制御が可能な程度に感情の高ぶりを抑えられるように訓練しておく必要があります．そうした準備ができていないと，あがってしまってしどろもどろのスピーチになったりします．よく，手のひらにあがらないようにおまじないを書いてそれをステージに登壇する前に飲み込むようにするとよいというたぐいのアドバイスも，感情の過度の高ぶりを抑えるための自己暗示だといえます．

5.9 脳の覚醒系

　覚醒を制御しているのは，以前はマグーン (Magoun, H.) 達が唱えた脳幹網様体賦活系(大脳と延髄の間，小脳付近にあり，網目状の神経回路を形成している) だとされてきました．近年では，覚醒に関わっている神経伝達物質は，調節系神経伝達物質と呼ばれており，ドーパミン，ノルアドレナリン（ノルエピネフィリンともいう），セロトニン，アセチルコリンの4種類があるとされています．これらは，いずれも中脳から広範な脳の領域に神経投射をしており，脳の様々な活動を調節する働きを担っています．このうち，ノルアドレナリンや脳の報酬系に関連して既に紹介したドーパミンは，近年の研究で逆U字の法則を満足するような活動水準と行動との関係を示すことが明らかになっています．ドーパミンは，主として大脳辺縁系や基底核，及び前頭葉に投射し，これらの領域の活動を調節しています．ノルアドレナリンは，青斑核から大脳皮質に広く投射しており，行動の結果（報酬の有効性）を受け，報酬が効果的ならばそのままその行動を継続し，効果的でないならば，他の行動へシフトするというように，行動の柔軟な切り替えを可能にしているとされています．

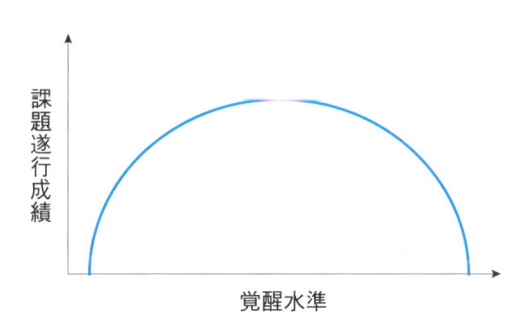

図 5.5　逆 U 字の法則

これは，ヤーキス-ドッドソンの法則としても知られている心理学の古典的な法則で，覚醒（脳の活性状態）と作業遂行成績の間の非線形な関係を表したもの．

5.10 好き嫌いと脳

ものの好き嫌いは，選択に大きな影響を与えます．この好き嫌いは，心理学では**態度** (attitude) と呼ばれる個人の選択に関わる一貫した傾向の1つの要素を構成しています．態度には，**表 5.5**のような3つの要素があります．このうち，感情は，好き嫌いという自覚となって感じられ，認知あるいは判断は選択について考えたときにそれが「良い」ことか「悪い」ことを決定します．行動は，具体的な選択あるいはそのための接近あるいは回避という形で表面化します．前頭葉の損傷で生ずる「社会病質人格」と呼ばれる問題行動では，態度における感情と認知が乖離した状態のまま，その時の支配的な傾向に従って具体的な選択が行われるため，選択が長期的な利益という観点からは問題のあるものになりがちになります．

好き嫌いは，色々な要因により影響を受けます（**表 5.6**）．このうち，ここでは，生まれつきの影響，文化的・社会的な条件づけを含む子どもの時の影響を取り上げます．

5.11 生まれつきと好き嫌い

態度は，基本的には，後天的に学習された選択傾向とされていますが，好き嫌いには生まれつきあるいは生物学的な要因も関係しています．たとえば，味の好みの基本は甘い味で，それ以外の酸っぱい味や苦い味は嫌うという生まれつきの傾向があります．生まれたばかりの赤ちゃんでも，口の中に甘い味を感ずると嬉しそうな顔つきになり，逆に酸っぱいものや苦い味のするものが口にはいると，顔をしかめたりそれを吐き出そうとしたりします．視覚刺激では，生まれたばかりの赤ちゃんであっても，人間の顔に対して特別な関心を示し，他のものと一緒に並べて見せてやると，顔の方をより長い時間見つめる傾向があることが観察されています．

子どものおもちゃに対する好みには，明らかに性別による違いが見られます．具体的には，男の子は電車や自動車，ロボットなど機械的なものを好みますが，女の子は人形や身の回りの家具・食器のようなより身近なものを好むのはよく知られていることです．こうした好みの男女差の起源に関しては，2つ

5.11 生まれつきと好き嫌い

の考え方があります．1つは，それが生物学的な傾向だとする先天説で，もう1つは，社会的・文化的な影響だとする後天説です．心理学者は，かつてはこうした好みは親や周囲の大人が子どもの選択に介入した結果，できあがったとする後天説が主流でした（現在でも，フェミニストはそのように主張しています）．しかし，行動の背後にある遺伝的要因や生物学的傾向に関する調査・研究が進むにつれ，徐々にそうした行動が後天的な影響だけでなく先天的な影響も大きいことが分かってきました．

1つの例をあげると，最近の研究で，ベルベットモンキーの雄と雌がどのようなおもちゃを好むかを調べたところ，雄は自動車やボールを，雌は人形や赤いナベを好むという結果が得られました．この研究では，サルの好みはおもちゃに接触している時間を指標に判断しています．サルがおもちゃに対してどのような気持ちを抱いているのかは分かりませんが，接近してそれを触ってい

表 5.5 態度の3つの構成要素

後天的に習得された行動選択傾向・判断傾向を態度という．態度は，以下のような3つの要素からなる．

- 感情　　　　→　好き・嫌い
- 認知（判断）→　良し・悪し
- 行動（選択）→　接近・回避

表 5.6 好き嫌いを左右する要因

- 生まれつき（遺伝）
- 子供の時の経験（文化的・社会的条件づけ）
- 大人になってからの経験
- 発達
- 体内の生理的変化
- 体（特に脳）の異常

る時間が長いということは,何らかの興味・関心があるからだと考えられます.もし,これがほんとうにサルの好みを反映しているといえるなら,人間の子どもに見られるおもちゃに対する好みの性差にも,サルの時代につながる進化的な伝統が潜んでいるといえるかも知れません.

5.12 文化的・社会的影響

　我々の好みに対する文化的・社会的影響を実感させてくれる身近な例は,食べ物に対する好みです.いわゆる「お袋の味」といういい方に表されているように,我々の食べ物に対する好みには,しばしば強い嗜好が表れます.しかも,我々は,その背後に強固な態度が形成されていることには,通常全く気がつかないまま日常を送っています.そうした態度の違いは,外国で生活するなどして文化的な違いに直面すると,初めて実感されます.

　第2次世界大戦中に日本で捕虜となったアメリカ軍の兵士が,捕虜として収容されていた時期の食べ物が許容できないほどひどい虐待に当たるとして戦後,捕虜収容所の監視に当たっていた日本人を訴えたという話があります.彼らが捕虜として収容されている時に経験した食事には,「黒い紙」や「木の根」が出されたというのです.これらは人間の食べ物とはいえない代物であり,捕虜の虐待にあたるという訳です.しかし,実際にその当時出されたものは,「海苔」と「ゴボウ」でした.日本人なら,ごちそうとはいえないまでも,十分許容範囲の食べ物だといえるでしょうが,アメリカ人にとっては,到底食べられないものと受け取られた訳です.

　この逸話は,食べ物に対する好みは,文化的に強固に決まっており,それを逸脱するものはたとえ食べることができたとしても,ゲテモノであり,到底口にすることが耐えられない代物だと判断されることを示しています.しかも,そうした食べ物とゲテモノを分けるラインは,純粋に文化的なものであり,文化が違えば,珍味がゲテモノに,ゲテモノが珍味になることは,人が国境を越えて自由に移動するようになった現在では,容易に経験することだといえます.個人的な経験から例をとると,数年前に北京で学会があった折に,研究室の中国人留学生が,私を含む研究室の他の院生などを北京ダックの店に連れていってくれたことがありました.その時に出てきた料理(北京ダック以外にも

いろいろな中華料理が次々に出てきました）の中に，サソリの唐揚げがトッピングされたものがありました．食べてみたところ，エビの殻が固いようなもので，特においしいとは思いませんでしたが，まずくて食べられないという代物ではありませんでした．しかし，一緒にテーブルを囲んだメンバーの中には，箸をつけない人もおりました．おそらく，ゲテモノと思ったからでしょう．

　食べ物の好みの基本となるのは，単純にその味や栄養価ではなく，それにどれだけ馴染みがあるかという文化的・社会的学習です．こうした学習の多くは，脳の可塑性が高い人生の早期に生じ，途中で文化環境が変化しない限り，大人になるまでにほぼ出来上がってしまい，いったん出来上がるとそれを変えることはほとんど不可能になります．こうした文化的・社会的影響は，食べ物の好み以外にも，**パーソナルスペース** (personal space) と呼ばれている人と人が向き合った際の距離の取り方や時間に対する感覚（約束の時間をどれくらい厳密に守るべきかという感覚），表情表出のルール（いつ，どこでどのような表情を表に出すか）など我々の行動を支配する基本的な原則の多くに及んでいます．こうした態度は，それが守られている間は特に意識されませんが，いったんそれと合わない行動と出会うと強いネガティブな反応を引き起こすところがやっかいなところです．そのために，いわゆるカルチャーショックと呼ばれているような，文化的な対立や軋轢が生ずることになります．

5.13　好みの個人差と脳

　「蓼食う虫も好き好き」ということわざがあります．この蓼という植物（その中のヤナギタデ）は，強い苦みがあり，そうした苦い味を好む変な虫もいるということから，人の好みは様々であることをたとえたものでしょう（『広辞苑』の定義より）．しかし，実際には暑さ盛んな頃に蓼を刻んで入れたお茶漬けを食べる習慣が山陰地方にはあるということをテレビの番組を見て知り，人間も味の好みは様々だと改めて感じ入ったことがあります（もっとも，沖縄にはゴーヤという苦いキュウリのような食材があるので，あるいは暑い地方は苦いものを食べることで食欲を増進して夏の暑さを乗り切るという生活の知恵が共通してあるのかも知れません）．ただし，最初にお断りしておきますが，ここで取り上げる好みは，基本的な味の好みのように，生物学的な背

景があり脳の評価システムである扁桃核が反応するような感情や動機づけが絡んだ生物学的な好みではなく，より認知的な好み（たとえば，特定の教科に対する好み）です．

個人の好みは，様々だということそれ自身は誰でも経験していることでしょうが，ではそれがなぜそうなのかということになると，なかなか研究がしづらいのか，あまりよく分かっていません．男女のおもちゃの好みの違いについては，既に紹介しましたが，なぜ男性あるいは女性同士であっても，各人がそれぞれ違った対象に興味をもち面白がるのか，つまり好みがどのような脳の違いに由来するのかについては，実はほとんど分かっていないのが実情です．

これは，1つには好みの個人差は，人により様々なこともあって研究しづらい（好みの違う人同士を比較する必要がある）ためもあると思われます．私は数学が苦手ですが，数学の好きな人，つまり数学者を多数集めて普通の人と脳のどの部分がどう異なるのかを調べてみれば，案外面白いことが分かるかも知れません．実際に，それに近いことをアインシュタインの脳で行った研究者がいます．それは，カナダのマクマスター大学の精神医学・行動科学教室のワイテルソン (Witelson, S.F.) という研究者で，彼は死後保存されていたアインシュタインの脳を測定した結果，左右の頭頂領域がともに平均1cm通常より大きいことが判明したと発表しました．アインシュタインの数学的才能が，彼の頭頂葉が大きいことに由来するかどうかは何ともいえませんが，彼が生前，「考えるときにはイメージを使う」と述べていることや，頭頂葉は空間や数に関係する処理を行っていることから，まんざら無関係ではないかも知れません．

それが無関係ではないかも知れない理由は，脳の特定部分が大きいことは，その部分の情報処理能力が高いことにつながっているからです．脳は，処理すべき情報量に応じてそれを処理する部位の大きさ（皮質での広がり）が変化します．視覚に関わるV1では，視力のよい黄斑部に対応する部分（V1の最後部）は，視野の他の部分に比べ，網膜の単位面積当たりより広い領域を占めています．これは，空間分解能が高い黄斑部は，それだけ多量の情報を脳に送りつけるので，それを処理するためにはより多くの脳細胞を必要とするからです．同様のことは，体性感覚野にもいえます．体性感覚野（中心溝のすぐ後ろにある触覚などの情報を処理する領野）は，体の表面に対応したマップを構成

5.13 好みの個人差と脳

していますが，皮膚の感覚が鋭い部位（唇や指先）は体性感覚野で感覚が鈍い部分（背中やおしり）に比べ，皮膚の単位面積当たりでより大きな面積を占めています．つまり，処理すべき情報量に応じて脳細胞の数を増やすというのが，脳の基本的情報処理戦略です．

視覚野や体性感覚野の場所による大きさの違いは，おそらく先天的な違いでしょうが，同様の領域の拡大は後天的な影響でも生ずることが知られています．たとえば，プロのバイオリニストは，弦を押さえる手に対応する**運動野** (motor area) の面積が拡大しているという報告があります．また，既に脳の記憶システムについて紹介した第 4 章で，先天盲の方で触知覚が発達しているのは，触知覚処理に関わる領域が視覚野にまで拡大しているためだという研究結果を紹介しておきましたが，これも後天的な訓練により，情報処理の負荷が高い脳の領域が負荷に応じて領域を拡大することができることを示す結果だといえます．

処理能力の要求に応じて脳の対応領野が拡大するという脳の可塑性のあり方はそれとして，それが特定の分野に対する好みの個人差とどのように関わるのでしょうか．「好きこそものの上手なれ」といういい方がありますが，出発点になるのは，アインシュタインの脳で見られたような，特定機能に必要な脳の領野の面積がなんらかの原因（遺伝的あるいは環境的な要因）で個人ごとに違っていることです（ただし，アインシュタインの頭頂葉が平均より大きかったという知見は，アインシュタインの長年にわたる行動がもたらした結果かもしれず，生まれた時からそうであったかどうかは今となっては不明）．もう 1 つの前提は，広い領野は一定の情報量に対してより処理の負担が小さくなり，これが処理の容易さという感覚（これは，正の報酬価をもつ）をその個人に与えるということです．具体的に説明すると，たとえば，数学に関係する脳の領野があるとして，たまたまその領野が平均より大きい人は，数学（数字）に関する事柄を容易に処理することができるだけでなく，主観的にも容易だというプラスの感覚を生み，結果としてこれが一種の報酬として機能し，個人がその活動を行う頻度が上昇するという道具的条件付けが起こることにつながります．つまり，その個人は，数学に対する興味を育てていく事になる訳です．数学に対する興味が持続し，数学の問題を解く機会が増えると，数学に関わる脳の領野もそれに応じて拡大していくという正のフィードバックが生ずることに

なります．その結果，さらにその領野は拡大を続けます（図 5.6）．これが一生涯にわたり継続するとアインシュタインの脳に見られた特定の領域の拡大がもたらされることになったとしても不思議ではないでしょう．

5.14 サヴァン症候群の脳

特定の事柄に異常にこだわり，それを朝から晩まで飽きずにやり続けた結果，その事柄に関して人並み外れた才能を示すようになる興味深いケースが**サヴァン症候群** (savant syndrome) です．これは，多くの場合**自閉症** (autism) という発達障害で見られる，知的障害と特異な能力が組み合わさった状態をいいます．たとえば，カレンダー能力といって，特定の日にちを指定されるとそれが何曜日であったかをたちどころに答えられる能力や，複雑な計算を暗算で行える能力，音楽，絵画，果ては外国語習得など様々な分野で，知的障害があるにもかかわらず，信じられないほどの卓越した技能を発揮する人達です．

サヴァン症候群は，自閉症だけに限られている訳ではないのですが，自閉症者にこの傾向を示すことが多いのも事実です．その理由は，自閉症の人は，対人関係をうまく維持できないうえに，自分が日頃慣れ親しんだ特定の環境にこだわり，それが変更されるとパニックに陥るというように変化に対して過敏な反応を示します．その一方で，自分が興味をもったことには，朝から晩まで飽きずに取り組むという一種のこだわりも示すことがあります．こうしたこだわりをもつ自閉症の人に，サヴァン症候群が育ってくる訳です．

特定のことに興味をもち，そのことに1日中取り組むという行動は，一般の人が特定の分野に夢中になり，結果としてその分野のエキスパートになる過程と基本的には同一であり，図 5.6 に示した正のフィードバックが作用していると思われます．そうだとすると，サヴァン症候群の人の脳は，そのエキスパートの分野に応じて対応する領野が拡大しているはずだということになります．そのような変化がサヴァン症候群の脳で起こっているかどうかについては，今だに解明されてはおらず，今後の研究を待つ必要があります．

5.14 サヴァン症候群の脳

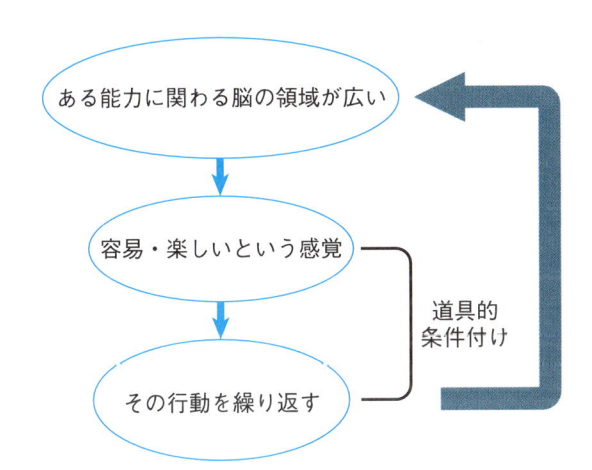

図 5.6 能力の個人差を生むプロセス

能力とは特定の機能に関わる個人差をいう．何らかの理由で，ある機能に関わる脳の領域が大きいと，そのことをやることが他の人と比べて容易に感じられる．これが正の報酬として働くことで，道具的条件付けにより，そのことをやり続けることになる．これが，正のフィードバックとして作用し，その機能に関わる脳の領域がさらに拡大することになる．

第5章 脳の情動システム

演習問題

1. 陽性感情（楽しい，嬉しいなどいいと感じられる感情）と陰性感情（悲しい，怖いなどいやな感情）をそれぞれ5種類あげ，それらの違いを紙に直感的な距離として表してみよう．その際，違っていると思われる程度に応じて距離を離すようにする．描かれた地図は，陽性感情と陰性感情でどう異なっているだろうか．
2. 自分がひどく興奮した時にどのようなことをしたか思い出してみよう．細かな作業や精神の集中を要する思考はできただろうか．
3. 嫌いなことや苦手なことがなぜそうか考えてみよう．

さらに理解を深めるために

『感情』
　ディラン・エヴァンス著　（遠藤利彦訳）　岩波書店　2005

『生存する脳 ― 心と脳と身体の神秘』
　アントニオ・ダマジオ著　（田中三彦訳）　講談社　2000

『脳を支配する前頭葉 ― 人間らしさをもたらす脳の中枢』
　エルコノン・ゴールドバーグ著　（沼尻由起子訳）　講談社ブルーバックス　2007

第6章

行動選択と意図

　脳が複数のモジュールから構成されており，それらが半ば独立に働いているとすると，そうした複数のモジュールの出力が行動の選択にどのように関わっているのか，また**意図**（intention：自らがある特定の反応を選択したという意識）がどのように，またどこまで反応選択に関わっているのかは，選択という点から人間の行動を考える上では，非常に重要な問題だといえます．この章では，意図が脳の情報処理としてどのように実現されているかについて紹介します．

6.1 自由意志

社会の秩序を維持する法律の前提となっているのは，自由意志の存在です．社会の構成員は，自分が選択した行為については，それが自由意志に基づく場合には，その法的責任を追及されることになっています．しかし，皮肉なことに科学が進歩し，行動の背景にある遺伝子や脳の働きの理解が進んでくるとともに，自由意志に基づく行動選択という前提が揺らいできています．実際，アメリカでは，犯罪者が悪いのは自分ではなく，遺伝子や育った環境，頭部損傷のせいだと主張するのがお定まりになっているようで，デネット (Dennett, D. C.) という哲学者は，これを「忍び寄る無罪証明の亡霊」と呼んでいます．たとえば，2人を殺したある殺人の犯人は，砂糖たっぷりのジャンクフードのせいで事件を起こしたと主張し，5年の刑ですんでしまいました．これは異例の軽い刑だといえます．また，2002年には，17歳からたばこを吸っていたため，肺がんになったとしてカリフォルニア在住の64歳の女性が起こした訴訟では，フィリップ・モリス社にいったんは280億ドル（約2兆8000億円）という懲罰的損害賠償を課すという陪審員の裁定が出ましたが，これではあまりだということで，裁判官は1000分の1の2800万ドル（約28億円）に大幅減額する判決をいい渡したというニュースが報道されていました．日本と文化的な違いはあるにしても，こうした判決が出る背景には，一般の人々の間に行動の選択が必ずしも自らの主体性によらない場合があるという思いが（少なくともアメリカ社会では）常識として広まっているからではないでしょうか．

6.2 意図の認識

文明が発達する以前の社会に住む人々や小さな子どもでは，人間だけでなく自然のあらゆる構成要素，たとえば雲や太陽のような自然現象すら，我々と同様に意図を伴って行動を選択していると考える傾向がみられます．これは，**アニミズム** (animism) と呼ばれています（アニミズムの例は**図 6.1**）．このアニミズムがあるため，神話やおとぎ話の世界が成り立っている訳です．現代社会にすむ我々は，大人になる過程で自然に意図をもつことのできる存在は，人間を含む高等な脳をもつ動物だけであることを知識として習得します．さらに

6.2 意図の認識

進んで，全てを疑うことを生業としている哲学者は，自分以外の他者に意図のような心があることを疑わざるを得ないと主張します．16世紀のフランスの数学者で哲学者として有名なデカルト (Descartes, R.) は，そうした疑いの果てに「我思う故に我あり」という有名な命題に行き着きました．これは，全てを疑ったあげくに疑い得ないものは，思考している自らの存在であるという意味で，思考や意図のような自覚可能な心の状態，つまり自らの意識状態は，その存在を否定し得ないということを簡潔に表現したものだといえます．

第7章でも触れますが，精神分析の創始者であるフロイトは，オーストリアの議会での開会宣言で，議長が「これから閉会します」といい間違ったケースを例に，これは議会が与党にとって不利な状況にあり議長が早く解散できたらいいのにと考えていたためだと解釈しました．フロイトにいわせると，いい間違いの背後には本人すらも必ずしも自覚していない隠れた意図があるという訳です．自覚できない意図という概念は，なんだか奇妙な印象を与えるかも知れませんが，このフロイトによる自覚できない意図の存在の指摘は，精神世界を意識中心にとらえてきた西洋の伝統に対する大きな転換となった考え方だといえます．ちなみに，最近，社会心理学の分野では，認知心理学的な研究方法を利用して自覚できない態度や自覚できない情動の影響を実証したり測定したりする研究が盛んに行われており，活発な研究テーマとなっています．

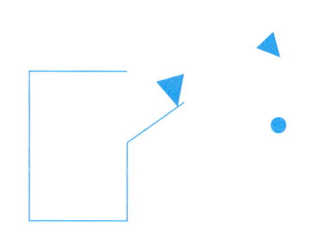

図 6.1 アニミズム Wegner, 2002
上の図で，▲と●の動く様子をアニメーションで見せると，それを見た人は，大きい▲が小さい▲と●を追いかけるとみる．

6.3 子どもの意図の認識

人間はいつごろから他者の行動の背後には意図があるということを理解するのでしょうか．この点に関して大変興味深い研究をメルツォフ (Meltzoff, A.N.) というアメリカの心理学者が行っています．この研究者は，幼い子どもでも他者の行為を見てその意図するところを理解することができることを，人工的な仕掛けを操作する様子を見せて，それをどれくらいまねできるか調べることで明らかにしました．たとえば，大人が丸い棒の両端に立方体がはまっているダンベル状のものから，端の立方体を引っ張って取り外してみせると，多くの1歳半の幼児はそれをまねてうまく立方体を外すことができました．この場合には，結果を見てその状態を再現するだけでもまねることができるので，意図を理解したとはいえません．しかし，別の幼児では，大人が立方体を外そうとしてうまくいかないでダンベルが元のまま棒にくっついている状態を見せられた後で，最初の幼児達と同じようにダンベルを渡されました．その結果，結果を見ていないにもかかわらず，結果を見せられた幼児達と同じように立方体を外すことができました．これに対して，大人がただダンベルをいじくるところを見ただけでは，幼児は端にくっついている立方体を外すことはしませんでした．

さらに興味深いのは，意図をもつことができる対象が行為のモデルになる必要があることでした．メルツォフは，人間と産業ロボットがそれぞれダンベルを操作する様子を2組の幼児達に見せるという実験も行っています．人間のように意図をもつ存在が，（得られた結果としては立方体が外れない）デモを見せた場合には，30名中18名が立方体を取り外せたのに対し，同じことをロボットハンドがやってみせても，それを見て立方体を取り外せたのは30名中3名だけでした．このことは，既に1歳半で幼児は生き物とそうでない機械とを，意図をもつことができるかどうかという点で区別していることを示している（子どもがロボットが意図をもつかどうか考えている訳ではないでしょうが）ように思われます．

6.4 随意行動と意図

一般には随意行動とされている「何かに触る」という行動を例にとって，これがどの程度随意的（つまり意図に基づいて）に行われるのかを考えてみましょう．この行動は，日常生活においてほとんどの場合に実際に意図を伴って実行されている行動だといえると思いますが，そうでない場合も含めて以下の4通りのケースがありそうです．

1. 意図的行動
2. 意図的行動に伴う付随的効果
3. 意図的に行われているが意図の自覚の伴わない行動
4. 非意図的（不随意的）行動

2. のケースは，たとえば，遠くにあるものをとろうとして，その手前にあるものに触ってしまったというように別のことをやろうとしてあることをやってしまった場合です．**3.** のケースは，やや病的な場合ですが，脳の一部との連絡が途切れると，自分で（自分の脳の一部が）意図して行っていることでも，それが自分の意図に基づく行動だと思えないという場合です．これは，左右の半球を連絡する神経繊維の束である脳梁の前方部分に損傷があり，左右の運動制御に関わる領域の連絡が途切れると見られる**エイリアンハンド**（alien hand：他人の手）と呼ばれている症状です．左手の制御は**右半球** (right hemisphere) が行っており，おそらく右半球で意図が生じているのでしょうが，そうした右半球の意図は脳梁の離断により左半球には伝達されないので，言語能力をもち外界とコミュニケーションできる左半球にとっては，左手が自らの意図とは独立に勝手に動いていると自覚されます．**4.** のケースは，不随意的に何かを行おうとする衝動が抑えられない**トゥレット症候群** (Tourette's syndrome) で見られるような行動です．アメリカの神経内科医オリバー・サックス (Sacks, O.) が書いた『火星の人類学者』という本には，目に入るものには何でも触れてみようとする衝動を抑えがたいトゥレット症候群の外科医の話が紹介されています．こうした衝動は，自分の意志とは独立に脳のどこからか（現在ではこれが基底核の障害だということが分かっています）湧いてくるようで，本来は随意行動であるはずの何かに触るという行動が，不随意に（少なくとも当人はやりたいとは

思っていない）実行されるという脳のモジュール性を示すという点（衝動と意図が異なる選択を要請することから、これらが脳の別の場所で生まれてきていることがうかがえる）でたいへん興味深い例となっています．さらに興味深いことに，この外科医は，その職業柄，手術を日常的に行っているのですが，その時にはそうした衝動は消えてしまい，正常な外科医と同様にとどこおりなく手術が行えるとサックスは述べています．これは，本当に精神が集中した状態では，衝動を抑えることができることを暗示しているといえます．

6.5 意図の錯誤

　ある人がある行動を実行したとして，それが前節の **1.** の意図的な行動だと本当にいえるのでしょうか？常識的にはそんなことは当たり前だと主張されるかも知れませんが，上記のように意図的と思える行動であっても4通りのケースがありうるとすると，他者の行動を観察しても，それが真の意図に基づく行動かどうかは確定することができないことになります．これは，実にやっかいな問題です．それでは，当人がこれは「かくかくしかじかの理由」により行った行為であると，その意図を明言したとして，果たしてそれが真実の意図を反映した言葉といえるでしょうか？これも，当人がそういっている以上，そうに決まっているというのが常識的な判断かも知れませんが，ことはそう単純ではないことが，複数の意図の錯誤ともいえる事例からうかがえます．

　一例をあげると，統合失調症では，その診断の重要な根拠の1つとなっているのが**幻聴** (auditory hallucination) という一種の**幻覚** (hallucination) 体験です．これは，「自分のよくない噂をしている声が聞こえる」とか「電波で自分の頭の中に声が送られてくる」というような，多くは被害的な妄想を伴った訴えとなります．これは，よく調べてみると，どうも当人が自分でしゃべっているらしい（実際，幻聴が聞こえていると統合失調症の人が訴えている時には，しばしば当人がぶつぶつ何事かつぶやいているのが観察されている）ことが明らかになっています．この場合，通常は意図的と思える何かをつぶやくという行動であっても，統合失調症では自らの意図が自覚できていないということになります．

6.6 意図の作話

　統合失調症のケースとは逆に，自分の行動が自らの意図から発していないのに，それが意図に基づくと誤解し，意図をでっちあげて外部に対して説明するという意図の**作話** (confabulation) も知られています．たとえば，**催眠後暗示** (post-hypnotic suggestion) という現象があります．これは，催眠中に暗示をかけ，それを催眠後に実行させることをいいます．たとえば，「催眠から覚めて，私が手をポンとたたいたら，あなたは窓を開けます」という暗示を与え，さらに「催眠から覚めたら，あなたは催眠中のことは何も覚えていません」という健忘暗示も与えておきます．こうすると，実際に催眠から覚めたときに，その暗示を与えた人に対し，暗示した合図を与えると，暗示された通りの行動（ここでの例では窓を開ける）を行います．その後で，その人に「なぜ窓を開けたのですか」と聞くと，当人は催眠中に受けた暗示のことは覚えていないので，本来なら「分かりません」と答えてもよさそうですが，実際には「部屋が暑いので」とか「新鮮な空気を吸いたくて」とかもっともらしい理由をあげて自分の行動を説明します．同様の行動は，**脳梁** (corpus callosum) の離断手術を受けた**分割脳** (split-brain) 患者でも知られています．分割脳患者では，左右の半球を連絡する神経繊維の束である脳梁が切断されているため，左右の半球はいわば独立したコンピュータとして動作するようになり，「エイリアンハンド」でも見られたように，それぞれの半球が別々に行動を制御するようになります．その結果，左右の半球に別の情報を入れてやり，それぞれがその情報に基づいてある選択を行った場合，外界との間で言葉による意思伝達が可能な**左半球** (left hemisphere) は，その半球に提示された情報に関しては，知ることができても，右半球に提示された情報に基づいて右半球が選択した結果については，選択された結果を見て選択内容については理解できてもその意図を知ることはできません．こうした状況に置かれると，自分の行動について説明を求められた分割脳患者は，どのように右半球を含めた自身の行動を説明するでしょうか．ここで忘れていけない重要なポイントは，外部に対して言葉で説明できるのは左半球だけだということです．左半球は，右半球がなぜ特定の品物を選んだのかは分からないが，選んだ結果は視覚を通じて分かっているので，自身（左半球）が選んだ結果及びその理由に基づき，全体を合理的に説明できる理由をでっち上げて外部に対して説明すること

になります．たとえば，左半球にニワトリの足を，右半球に雪景色を見せられたある分割脳患者は，右手でニワトリを指さし，左手でシャベルを指さしました．なぜ，そうした選択をしたかを問われると，その患者は，「ニワトリ小屋を掃除するにはシャベルがいる」と答えたといいます．

　こうした例だけをみると，そうした意図の錯誤は病的な場合にだけ起こると思うかも知れませんが，ごく日常的な状況でのありふれた選択に際してもこうした錯誤が入り込んでいることを，ニスベット (Nisbett, R.E.) とウィルソン (Wilson, T.D.) という社会心理学者が既に1977年に指摘しています．彼らは，人が自ら行った選択であってもその選択に関わっている正確な理由を必ずしも自覚していないことを多くの実験的な研究から指摘し，社会調査などでよく用いられているアンケート調査で行動の選択の理由を尋ねることの有効性に対し疑問を投げかけています．一例をあげると，ショッピングモールで特定の商品（ナイトガウンかストッキング）を4種類並べて，その中から最も品質がよいものを多くの女性に実際に選択してもらったところ，理由はよく分からないが右端にあるものが最も多く選ばれたそうです．ところが，選んだ女性に並んだ順番が選択に影響したかどうかを尋ねても，変なことを聞く人だというような目で見られて，まともに相手にされなかったといいます．どうも人は自分が行った行動は合理的に説明できるという神話を抱いているようです．こうした一見合理的だが，実は真の選択理由とはいえない説明を与える傾向（作話）は，上記の分割脳患者や催眠後暗示による行動選択などいろいろな場面で観察されています．

　先行体験が現在の行動選択に影響する現象は**プライミング** (priming) と呼ばれています．人々の行動選択が，そうしたプライミングの影響下に行われることが実際に観察されています．それは，イギリスのスーパーマーケットのワイン売り場での観察です．そのスーパーでは，バックグラウンドミュージックを流していて，それがフランス音楽の時にはフランスワインが，ドイツ音楽の時にはドイツワインがよく売れるそうです．しかし，特定の国のワインを選んだお客さんになぜそのワインを選んだのかを聞いても，多くの人は背景に流れる音楽との関連性に気がつかないことが分かりました．この観察もやはり，我々が自分の行動選択に際して，それに影響する要因を全て把握しているとは限らないということを示しています．

6.7 皮肉な意図

何かを禁止されるとかえってそのことが気になるという皮肉な傾向は，広く民話や神話として世界中に広まっています（図 6.2 にはインドに伝わっているそうした話を例として出しておきました）．日本にも黄泉の国にイザナミノミコトを尋ねたイザナギノミコトは，中を見るなとイザナミノミコトからいわれたにもかかわらず扉を開けてしまい，この 2 人の神はその後住む世界を異にすることになるというよく知られた神話や「鶴の恩返し」などの民話が伝わっています．アメリカの心理学者のウェグナー (Wegner, D.M.) 達は，何かを抑制しようと意図するとかえってそれが余計に気になってくるという傾向があることを実験で確認しています．この皮肉な傾向を，彼らが用いた単語からここでは仮に「シロクマ効果」と呼んでおきます．ウェグナー達は，実験に参加した人に対し，シロクマのことを考えないようにと教示し，もしそのことを考え

ある男が，オカルト的な超常能力をぜひ身につけたいと思い，有名なヨーガ行者を訪ねてどうかあなたの"空中浮揚の秘法"を伝授して下さいとたのんだ．ヨーガ行者は，それは容易なことではござらぬでと笑いながら答えていった．「おぬしがやらねばならんことはの，毎日一時間ばかり暗い部屋にとじこもってなんにも考えんことじゃ」「なんだそれだけですか」そんなことなら訳はなかろうと，くだんの男がいさんで立ち去ろうとした時，ヨーガ行者は彼を呼び止めてこうつけ加えた．「とくに猿についてはゆめゆめ考えなさるなよ」一体何で猿のことなど自分がわざわざ考えるものかと彼はいぶかしく思いながら家へ戻り，さっそく教わった通りの訓練にとりかかった．ところが，静かにすわっていざ何も考えないようにしようとしたとたんに，例の忠告を思い出し，猿については特に考えるまいと，自分の心に言いきかせた．だが皮肉なことに，猿のことを考えないようにとあせればあせるほど，このいまいましい猿どもが彼の心の中でおどり出し，はねまわり，とても追い払うどころではなかった．三日後，男はげんなりしてヨーガ行者のところへ戻って来た．どうじゃったなという師の問いに彼は答えていった．「どうもこうもありません．心の中で猿の奴らがおどり出しやがって，あんまり長びくものだから，自分まですっかり猿の仲間入りをさせられちまいました」

図 6.2 インドの寓話 ブレナ（百瀬），1980

たらベルを鳴らして知らせるようにといいました．そうすると，シロクマのことを考えることを抑制しなくてよくなると，被験者がベルを鳴らす回数は，そうした要求をしない場合に比べて顕著に増加することを実証しました．この原因をウェグナーは，何かを禁止されることで，その禁止を守ろうとして無意識的モニター過程と意識的対応過程が同時に作用し，これがかえって禁止された内容が意識化されるのを促進するためだと説明しています．

　実際，日常生活でも，睡眠障害の人は，眠らなければならないと思うあまり，かえって自分が眠っていないことに注意がいって，そのことを意識するようになること，「一睡もできなかった」という睡眠障害の患者に対し，脳波をモニターしながら病院の検査ベッドで寝てもらうと，実は結構寝ていることが判明するなど，何かを意図する事によりその意図が自分の行動や意識内容に対し注意を払うように作用し，かえって意図に反する結果が導かれるという「シロクマ効果」が観察されています．

6.8　運動制御に関わる脳の部位

　図 6.3 のように，運動を制御するためには脳の多くの部位が関わっています．それらは，大きく分けると企画に関係するシステムと実行に関係するシステムから構成されています．企画系では，環境及び個体内部の状態に合わせて当面の課題が選択され，それが意図を生み，同時に課題の実現に合った具体的な運動プランへと変換されます．変換された運動プランは，実行系のインタフェースである運動野に送られ，そこで具体的な筋の出力の制御情報へと変換され，実際の運動として実現します．

　このうち，**大脳基底核** (basal ganglia) は，具体的な運動の企図を切り替えることに重要な役割を果たしています．たとえば，パソコンのプログラミングをしているときに電話が鳴ったとして，その電話に出るという日常的な状況を例にとると，ここではプログラミングという作業と電話に応答するという全く異なる内容からなる一連の行動がスムーズに切り替わっています．大脳基底核は，こうした切り替えに際して重要な働きを果たしています．**強迫神経症** (compulsive neurosis) という病気では，自分でもばかばかしいと思いながら，何度も何度も手を洗うというような行為を繰り返さずにいられないという症状

6.8 運動制御に関わる脳の部位

が現れます．この強迫行動は，基底核の切り替え機能の異常が原因だとされています．さらに，強迫神経症では，運動の企図を切り替えるだけでなく，認知的な企図の切り替えにも障害が出てきます．たとえば，強迫神経症の人を対象にした最近の韓国の研究では，図 6.4 のような色に対する反応と形態に対する

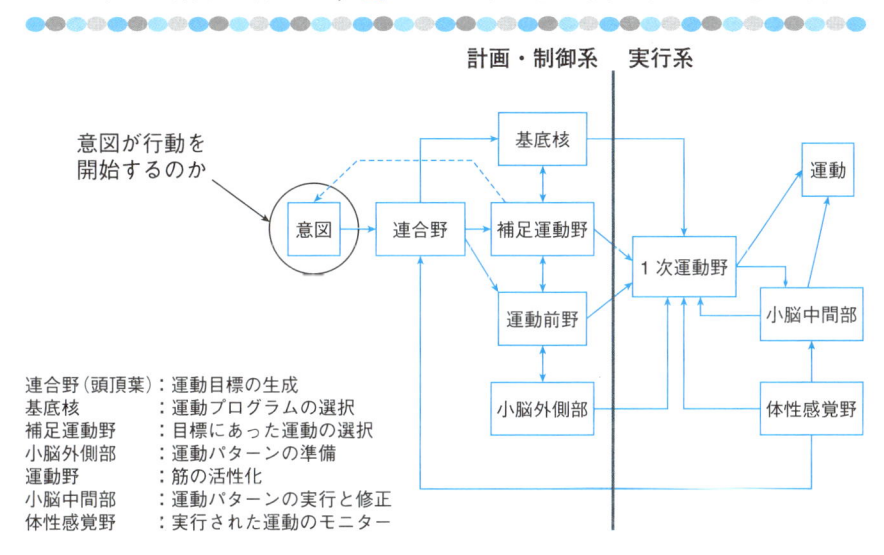

連合野（頭頂葉）：運動目標の生成
基底核　　　　：運動プログラムの選択
補足運動野　　：目標にあった運動の選択
小脳外側部　　：運動パターンの準備
運動野　　　　：筋の活性化
小脳中間部　　：運動パターンの実行と修正
体性感覚野　　：実行された運動のモニター

図 6.3 運動制御に関わる脳の部位　Gazzaniga, Ivry & Mangun, 2002

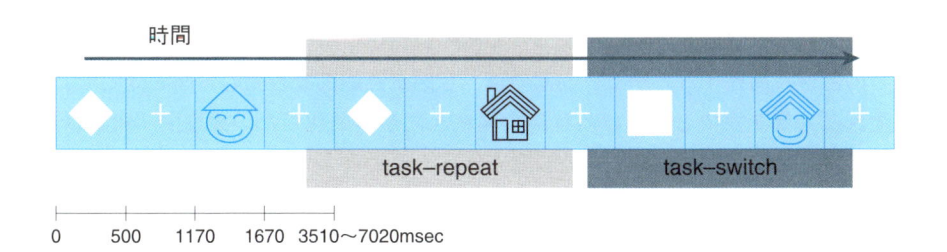

図 6.4 タスクスイッチ課題　Gu, B-M, et al., 2008

タスクスイッチ課題では，複数の刺激-反応関係が交替する（菱形が出たら色を答え，四角が出たらカテゴリーを答える）．実験参加者は，手がかりによりどちらの反応を行うかを自分で判断して反応する．最近の研究から，この課題を行うためには大脳基底核が重要なことが分かってきた．

反応を切り替える課題を行う際に，健康な人に比べ，切り替え時の基底核の活動が高まらず，実際の切り替えにもより多くの時間を要することが判明しています．また，**補足運動野** (supplementary motor area) や**運動前野** (premotor area) は，企図にあった動作のプランを立て，それを小脳に伝え具体的な運動の実行に備えさせます．

実行系では，実際に目標に沿った運動を実現するために，関係する筋肉に対する活動を指令する神経のインパルスを出力しますが，その際，**サイバネティックス** (cybernetics) で有名なウィナー (Winner, N.) が指摘したフィードバック制御が小脳中間部で行われています．**小脳** (cerebellum) の中間部は，目標とのズレを視覚や体性感覚からのフィードバック情報を元にエラー信号を作成し，筋肉への神経インパルスを調節しています．

6.9 意図はどこで生ずるのか？

この章の冒頭でも述べましたが，常識的な理解では意図は行動に先立つと考えられています．行動を制御する脳の過程を考えなければ，意図 → 行動という図式で特に問題はないかもしれませんが，図 6.3 (p. 121) に示した行動の制御に関わる脳の過程を考えたとき，意図を生む脳の部位は，行動制御に先立って存在しているはずです．図では，この点を示唆するつもりで**連合野** (association cortex) に対して意図が指令を出しているかのように描いてあります．それでは，実際には意図を生むことに関わる脳の部位はどこでしょうか．意図が脳のどの部位に局在するのかという問いは，意図が意識的な行動の企図と等価だとすれば，第 7 章でとりあげる意識の局在と同類の問題だといえます．意識は，他の多くの機能と異なり，それ自身が単一の心の働きではなく，種々の心の働きに伴って生ずる創発的な状態だと考えられます．そのため，意識が全体として特定の領域に局在する訳ではなく，内容に応じてその処理に関わる脳の領域の働きからその内容に関する意識が生じてくると思われます．意図についていえば，意図とは行動を能動的（行動の選択が外部環境によらず主体の側の選択によって決定されること）に開始する際に生ずる意識状態なので，運動制御の企画に関わる系のどこかで生まれると考えるのが最も自然だと思われます．

具体的な意図を生む脳の部位としては，補足運動野が考えられます．その根

拠は，てんかん患者での脳刺激で得られた知見です．重度のてんかん患者の中には，薬物治療ではどうしてもてんかん発作が治まらず，やむを得ず手術によりてんかんの発生源（焦点と呼ばれる）を切除する手術を行うことがあります．この手術では，脳の一部を切り取ることになるので，その影響をなるべく少なくするために，あらかじめてんかんの焦点の位置を正確に知る必要があります．そのために，切除手術に先立ってんかんの焦点があると思われる場所を中心に複数の電極を設置し，大脳皮質の表面から直接脳波を記録することが行われています．この治療の機会を利用して，電極が埋め込まれた部位を電気的に刺激してその反応を調べるという研究が行われています．こうしたてんかん患者の大脳の表面を電気的に刺激することを最初に試みたのは，カナダの脳外科医ペンフィールド(Penfield, W.) でした．彼は，てんかん患者の焦点を切除する際に，患者を局所麻酔の状態（つまり，意識がある状態で）にして手術を行い，露出した脳の表面を電気的に刺激し，その時の意識状態の変化を調べる研究を行いました．こうした刺激実験を通して，それまで知られていなかった人間の大脳皮質での大まかな**機能局在** (functional localization) が明らかになりました．現在では，焦点の切除手術自体は全身麻酔下で行い，それに先だって電極を大脳表面に設置しておき，発作が起こったときにそれがどこから始まったかを埋め込んだ電極の位置から同定することが行われています．埋め込み電極を利用して大脳皮質の特定の部位を電気的に刺激するという研究の結果，興味深いことに刺激されると実際の運動は起こらないのに刺激された患者が意図を感じたと報告する脳の領域があることが分かりました．それが補足運動野だった訳です．

　補足運動野は，運動を企画する系の一部であり，その意味で意図に関わることは理解できるのですが，常識的に意図が運動の制御に先立つと仮定すると補足運動野は，意図が運動となる過程全体の中では，その途中の段階のように思われます．図 **6.3** (p. 121) で意図が運動制御系の外に置かれているのもそうした常識的な考えを反映しています．しかし，補足運動野の電気刺激により意図を感じたという知見や，次節で紹介する意図は脳の運動制御過程が開始された後に生ずると主張するリベットの研究からも分かるように，意図は脳の運動制御過程の途中で生まれてくるというのが実際のようです．もしそうだとすると，意図はいったい何のために生まれるのだろうかという疑問が湧いてきます．行動選択につながる意識が生まれる以前に脳の過程は既にスタートしてい

るとすると，因果的な意味で意図は選択には影響できないことになり，自由意志の否定へとつながってゆきます．

6.10 意図はいつ生まれるのか？

　随意運動を行おうとすると，頭皮上からはそれに伴って特有の電気的活動（脳波）が記録されます．これは，運動準備電位と呼ばれています．この運動準備電位と意図が生ずるタイミングとの時間的関係を調べたのがアメリカのリベット (Libet, B.) という生理学者です．リベットは，たいへん独創的なアイデアの持ち主で，この研究を行う以前にも，意識が生ずるまでの時間を調べるという突拍子もないことを試みています．これは，末梢と中枢の間の信号の中継を行っている**視床** (thalamus) という脳の部位を電気的に刺激した実験でした．その実験の中で，リベットは，微弱な電流のパルス列を体性感覚野と連絡している視床の部位に加えると，刺激された位置に対応する体の表面にくすぐったいような感覚が生ずることを確かめた上で，その感覚と同程度の強さの刺激を実際に末梢から（つまり皮膚に）与えた場合と比較して，電気的な刺激では感覚の生まれるタイミングに遅れが見られることを発見しました．つまり，電気的に視床を刺激した場合には，すぐに刺激された感覚を感ずることはなく，そのためには約 500 msec の間，刺激が持続する必要がありました．これに対し，末梢の刺激では，日常的にも経験されているように，刺激されると即座に感覚が生じ，そうした遅れは経験されませんでした．このことから，リベットは，意識が生まれるためには，脳内で電気的な活動が数百 msec にわたって継続している必要があると主張しました．末梢の刺激では，刺激に伴って生まれる別の信号が，時間的な基準を与えることで，そうした感覚のズレが生じないようになっているとし，視床の電気刺激（これは刺激開始を脳に伝える信号を生まない）によって初めてこうしたタイミングのズレが明らかになったのだと考えました．

　リベットがこの研究の次に取り組んだのが意図の生まれるタイミングを測るという実験でした．そのため，彼は上記の**運動準備電位** (readiness potential) を利用しました．それでは，意図の生まれるタイミングはどのようにして測ったのかでしょうか．この点がリベットの独創性が発揮されたところなのです

が，彼は円盤上を約2秒で一回転する光点を被験者に見せておき，被験者には，指を曲げるという単純な運動をその意図を感じたら実行するようにと依頼しました．つまり，被験者は意図を感じたら指を曲げ，同時にその時の光点の位置を答えるという課題を行った訳です．運動準備電位と意図が生じたタイミング（光点の位置）を，実際の指の屈曲運動のタイミングを基準として比較したところ，驚くべきことに意図が生ずる約350 msec 前に既に運動準備電位が始まっていました．意図の生じたタイミングを報告する精度に多少の誤差があったとしても，その誤差は数十 msec 以内と考えられるので，タイミングの誤差と考えるには350 msec という時間差は，あまりに長いといえます．つまり，リベットの実験結果を素直に受け入れると，脳の運動制御の過程は意図が生まれる前から始まっていたと考えざるをえないことになります．

最近，補足運動野に加え，頭頂葉の下部（角回：angular gyrus と呼ばれている領域を中心とした部位）が意図の自覚に重要だとする知見が報告されています．この研究では，脳梗塞を起こした患者を対象に，リベットの方法を利用して，意図の生ずるタイミングを測定し，それと実際に運動が開始したタイミングを比較しました．その結果，この部位に損傷を受けた患者では，健康な人のように意図が運動の生起に先行して起こるとは判断されなくなり，実際の運動の生ずるタイミングと一致すると判断されました．さらに，運動準備電位も生じなくなり，意図を生む脳の過程に異常が生じていることが生理学的にもうかがえる結果でした．右の頭頂葉下部の損傷は，第7章で紹介する半側空間無視の原因部位とも近く，両側の損傷では同時失認（第2.5節，第7.7節参照）となる部位とされており，注意や意識と関係の深い部位なので，この結果は大変興味深く，補足運動野の活動が頭頂葉下部に投射されることにより意識的表象が生ずる可能性を示唆していると考えられます．

6.11 意図の生成と自由意志

リベットが見出した意図と運動準備電位の時間的前後関係は，自由意志の問題に大きなインパクトを与えました．現代社会を支えている法律の背後にある哲学は，人々は自由意志により当人にとって最もよいと思われる行動を選択しているという信念です．従って，自らの自由意志に従って選択した結果に対し

ては責任を問うことができる訳です．しかし，脳内の行動選択に関わる過程が自由意志に先行しているとすると，我々の選択は無意識の過程により支配されているということになり，行動の責任を問うことができなくなります．実際，欧米の法哲学では，そうした議論が行われています．

　リベット自身は，行動の選択自体は脳の過程によって行われているが，選択した結果を実際に実行するかどうかは，自由意志により変更可能だという立場をとっています．つまり，選択結果を拒否する権利（拒否権）はあるという訳です．しかし，拒否するかどうかもまた，脳内の過程により選ばれているはずであり，リベットの拒否権という考え方は，自由意志の存在を守ることにはならないと思われます．実際，6.7 節で紹介したウェグナーは，最近の著作で，自由意志は幻想だと主張しています．

6.12 意図は何の役に立つのか？

　もし，意図は脳の過程の産物であり，行動の選択に直接影響しないとしたら，それが存在する意義は何なのでしょうか．意識の研究意義に対して昔から投げかけられる疑問の 1 つに意識は**随伴現象** (epiphenomenon) に過ぎないのではないかというものがあります．ここでいう意識＝随伴現象とは，意識は本来の脳の過程にたまたま伴って生じたおまけのようなものでそれ自体には特に役割や意味がないという考えです．進化生物学者のグールド (Gould, S.J.) は，言語の進化に関して，本来は特に機能を果たしていない付随的な部位が徐々にモジュールとして独立した機能を獲得していくことがあるとし，これを教会建築の様式である「スパンドレル」にたとえています．このスパンドレルとは，アーチの円形部分とその枠になる縦横材の間にできる隙間のことをいいます．他の機能のために進化した脳のモジュールが言語という新たな機能を獲得したこととスパンドレルに装飾が付けられてそれが新たな機能をもつようになったことになぞらえている訳です．しかし，意識の場合には新たな機能を獲得するところまではいっておらず，単なる付随的な現象にとどまっているというのが随伴現象説の主張です．

　この随伴現象説が正しいとすると，意識には特にこれといった役割はなく，脳の過程の一部に付随して生ずる現象だということになり，そもそも第 7 章

で取り上げるような意識に関する科学的研究には，意味がないとまではいえないにしろ，好奇心を満たす以上の意義はないことになります．意識が随伴現象かそうでないかは，意識の研究にとってのみ重要な問題だという訳ではなく，人間の心の働きを機械（コンピュータ）で実現しようとする人工知能の研究に関しても重要だと考えます．もし，意識が単なる随伴現象だとすると，我々人間の心の働きと同等の機能を果たす人工知能を実現するには，特に意識の働きについて理解しなくても，脳の情報処理過程を理解し，それをコンピュータで実現してやれば十分だということになります．しかし，もし意識が機能的役割をもっているとするなら，意識をもたない人工知能は，人間の心の働きを十全に実現できているとはいえないことになります．

私自身は，意識は単なる随伴現象ではなく，機能的な役割があると考えています．その理由の一端は，随意行動と意図の節で述べたように，一見すると随意行動と見える行為であっても，実際にはかならずしも意図的に行われたとは限らない場合があることです．既に紹介したトゥレット症候群の外科医は，目に触れたものには何にでも触ろうとしますが，これは彼が意図した行動ではなく，彼の異常な基底核が生み出す衝動がそうさせている訳です．もし，意図がなければ，このトゥレット症候群の外科医の衝動的な行動と彼の真に意図に基づく行動とを区別する術が（当人自身にとってすら）なくなることになりはしないでしょうか．もし，我々が故意に行った行為と誤って行った行為の区別ができなくなると，自らの行為について責任を問われた場合にも自らの無実を主張できないことになります．

6.13 脳-コンピュータインタフェースと意図

随意行動を生む脳の過程を研究することは，自分の力で筋肉をコントロールできなくなった人が考えるだけで外部の装置を制御することを可能にすることにつながり，医学的にも大きな福音となります．実際，医工学の分野では，脳の電気的な活動をモニターしてそれをコンピュータで処理し，それにより外部の装置を制御しようという試みがいろいろ行われています．

例をあげると，ドイツのチュービンゲン大学の研究者達は，**筋萎縮性側索硬化症** (amyotrophic lateral sclerosis: ALS) で，顔の筋肉以外の全身の筋肉を全

く動かせなくなった患者に対し，**バイオフィードバック** (biofeedback) と呼ばれている訓練方法（図 6.5）を用いて**緩徐皮質電位** (slow cortical potential) という電位変動を自分の意志でコントロールできるように訓練し，これによりカーソルを制御して文字を選び，文章を綴ることができることを実証しています．

具体的にどのようにカーソルを制御するのかについてこの患者が綴った文章を読むと，プラスの電位変動を起こしたいと思ったら，たとえば競争のスタート場面を思い浮かべるなどして心の緊張を高めるようにし，逆にマイナスの電位変動を起こしたいと思ったら，リラックスして心を空しくするのだと述べています．この患者は，調子がよいときには，自分がカーソルを意図的に制御しているという感じが消失し，あたかもペンで字を書いているときのように，勝手にカーソルが文字のところに飛んでいくように感じられると述べています．

現在の段階では，脳-コンピュータインタフェースの研究は，まだ初歩的な段階にあり，外部の機械を制御するためには何百試行もの訓練を行う必要がありますが，脳が行動を選択する過程の理解がさらに進むことで，そのうちに考えるだけで思うがままに機械を操れる時代がやってくるかも知れません．

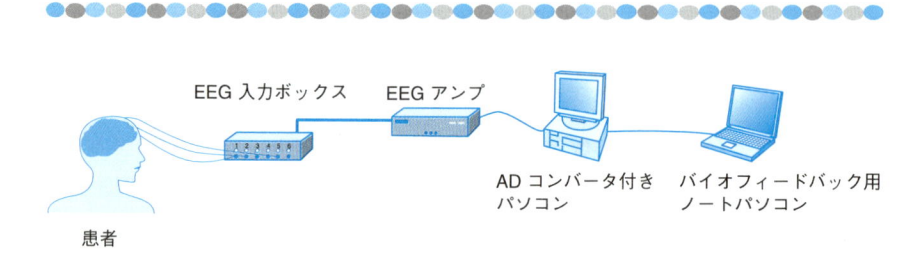

図 6.5 脳波を用いたバイオフィードバック訓練　Neumann, et al., 2003
バイオフィードバックとは，通常は意図的には制御できない生理的状態（ここでは脳波）を電気的に増幅し，当人に分かり易い形（視覚や聴覚信号）に変換してフィードバックすることで，本人が自分で生理学的状態を制御できるようにする訓練方法．

演習問題

1 自分の行動を振り返ってそれに影響したと思える要因をなるべく多くリストアップしてみよう．
2 脳とコンピュータのインタフェースについて調べてみよう．

さらに理解を深めるために

『マインド・タイム —脳と意識の時間』
　ベンジャミン・リベット著　（下条信輔訳）　岩波書店　2005
『ブレイン・マシン・インタフェース —脳と機械をつなぐ』
　「脳を活かす」研究会著　オーム社　2007

第 7 章

意 識 と 脳

　意識 (consciousness) とは，どのような脳の情報処理により生ずる状態で，またどのような機能的意義をもつのかについては，ここ 10 年来，神経科学や認知科学分野で盛んに議論されるようになっています．ここでは，意識と行動選択の関係を中心に，こうした問題に関わる研究を紹介します．

7.1 無意識の影響

　これまで紹介してきたように，脳には複数の処理モジュールがあり，それらは入力が与えられれば自動的に処理が行われ，その結果は高次の処理モジュール（第3章で紹介した執行機能）に伝達され，そこで能動的な意志決定に基づく行動の選択が行われます．しかし，後述のように，下位の処理モジュールの出力が全て自覚に上る（＝意識される）とは限りません．第6章でも述べたように，意識されない処理結果が，意識されないまま行動に影響することがあるとすると，我々の行動選択が自由意志に基づくという教義には重大な欠陥があることになります．なぜなら，そうした無意識の影響があるとすると，自分自身が行った行動選択について，自分自身で完全に説明できなくなる（自分が行った行為を正当化できないあるいは事実と異なる正当化をしてしまう）からです．

　この問題を最初に指摘したのは，フロイトです．フロイトは，心の働きには意識に上らない作用（フロイトは，特に世の中の価値観と相容れない欲求が抑圧という防衛機制により意識に上らなくなったにもかかわらず，それが行動に影響し続けている状態が，神経症の原因となっていると考えました）があると考えました．そして，その作用を意識化（＝精神分析を通じて言語化する）することで，神経症から回復すると主張した訳です．

　フロイトの神経症の病因論には多くの問題があり，現在では必ずしも広く受け入れられているとはいい難いのですが，フロイトの精神分析療法という治療法の背後にあるロジックは

1. 行動選択には複数の作用因があること
2. そのうちのあるものは当人にも自覚されない場合があること
3. 自覚されない影響に対しては能動的な制御が困難なため，それを自覚できるようにすることで制御を可能にすることができる

というもので，これらはいずれも実験的にも確かめられています．

　このうち，1.については，第3章で，干渉について紹介した際に既に触れています．たとえば，ストループ効果では，色を表す単語（たとえば「赤」）が別の色で描かれていた時に，その色を答える場合には単語ではなく単なる記

号（たとえば「#」）の色を答える場合と比較して反応がはっきりと遅くなります．単語の色を答える際に単語を読む必要がないにもかかわらず，それを読まずに色だけを答えることができないため，干渉という現象が生じます．つまり，この現象は，色のついた単語の色を答える際には，同時並行的に単語を読むという処理が本人のそうしようという意図とは無関係に自動的に行われていることを示しています．

自覚されない刺激が行動選択に影響することについては，1960年代に既に**潜在広告** (subliminal advertisement) と呼ばれている効果（図7.1）が知られていました．これ自体は，実際に効果があったかどうか不明だとされていますが，現在では実験的に様々な刺激について，無意識の刺激によるプライミング現象として広く確認されています．1970年代以降，知覚や記憶の研究で，様々なプライミング現象が研究されてきています．さらに，**3.** の自覚されない影響に対して能動的な制御が困難なことは，デブナー (Debner, J.A.) とジャコビー (Jacoby, L.L.) が1994年に発表した**プロセス解離法** (process-dissociation

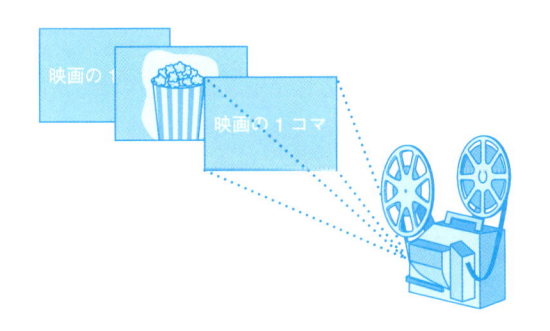

図 7.1　潜在広告

映画の1コマを別の画像（広告したい内容）と置き換える．映画を見ている人はこの画像が一瞬しか提示されないので，それが出たことに気がつかないにもかかわらず，その内容に影響されて広告された品物（たとえばポップコーン）の売り上げが伸びたとされる．

procedure: 表 7.1）を始めとするいくつかの実験的な検討を通じて，意図的（能動的）に反応への自動的な影響を排除するには，影響の元になっている刺激が自覚されることが必要なことが実験的に確かめられています．

7.2 意識的知覚を妨害する — バックワードマスキング

実験的に刺激を見えなくする（意識的知覚を妨害する）方法としては，現在，バックワードマスキングが一般的です．バックワードマスキングとは，マスキング (masking) と呼ばれている現象（図 7.2）の 1 つです．刺激を見えなくする方法としては，かつては提示時間を短くする方法も用いられていましたが，このやり方は，タキストスコープという 20 年ほど前まで用いられていた蛍光灯を利用した瞬間提示装置では有効でした．タキストスコープに使われていた蛍光灯は，現在パソコンのモニターとしても使われている CRT（液晶が普及する前に使われていたブラウン管を利用したモニター）に比べ，信号に対する応答がはるかにゆっくりしているので，提示時間を短くする（具体的には，10 msec 以下とする）と，蛍光灯の on-off を制御する信号に実際の蛍光管の輝度変化が追いつかなくなり，実効輝度が低下してしまいます．そのため，提示時間が短くなると刺激が次第に見えにくくなりました．これに対して，現在一般的な CRT では，時間的な応答が蛍光灯に比べはるかに素早いので，提示時間を短くしていっても（といっても，1 画面を書きかえる周期＝垂直同期の周波数よりは短くは点滅できません），輝度が低下することはありません（現在はこれも既に生産が終了しつつあり，それに代わる液晶ディスプレーの時間応答が悪いことから，我々心理実験を行う研究者の悩みの種になっています）．

提示時間の減少に伴う輝度の低下がないことから，感覚貯蔵（第 4 章を参照）の働きにより，物理的な持続時間以上に脳内の活動が持続してしまい，CRT を利用して刺激を提示した場合には，単純に提示時間を短くしても知覚対象が見えなくなる（意識されない）ことはありません．そこで，脳内の持続的な活動を強制的に止める手段としてバックワードマスキングという方法が用いられます．バックワードマスキングでは，通常，知覚を妨害する対象（ターゲットと称されることが多い）と同じ場所に別の刺激を短い時間間隔で続けて提示します．そうすると，時間間隔が十分短い場合（だいたい数十 msec 以下）には先

7.2 意識的知覚を妨害する — バックワードマスキング

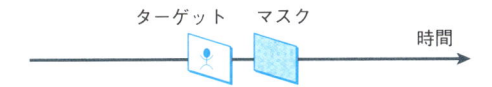

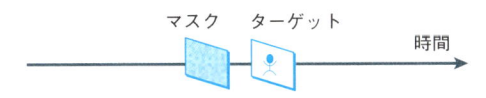

表 7.1 プロセス解離法

stem completion というプライミング課題により，瞬間提示した単語の影響を検査する実験で，意識的過程と無意識的過程の影響を分離するため，提示された単語以外を語頭 (stem) を手がかりに答える条件とそれを含めて答えてもよい条件とを設けた．提示された単語を排除する条件 (Exclusion) とそれを含めてもよい条件 (Inclusion) の成績から，意識的過程 (C) と無意識的過程 (U) の影響を推定する．

- 排除する条件で提示された単語を答えてしまった割合
$$\text{Exclusion} = U(1 - C) = U - UC$$
- 排除しない条件で提示された単語を答えた割合
$$\text{Inclusion} = C + U(1 - C) = C + U - UC$$

実験で得られた上記 2 つの成績から，U と C を求める．

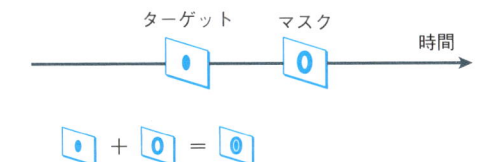

図 7.2 3 つのマスキング現象

に提示されたターゲットが主観的には見えなく（意識されなく）なります.

バックワードマスキングがなぜ先行するターゲットの意識的知覚を妨害するかについては，1970年代にブライトメイヤー (Breitmeyer, B.G.) とガンツ (Ganz, L.) がその当時は画期的な説を提案しました．それは，網膜の**神経節細胞** (ganglion cell) には2種類の時間分解能と空間分解能（＝視力）の異なるものがあるという生理学的知見をベースにしています．このうち刺激の変化 (on-off) に素早く応答するのは**過渡型チャンネル**と呼ばれており，刺激の形状（空間的なパターンのありよう）に応答するのは**持続型チャンネル**と呼ばれています．こうした網膜レベルの生理学的な信号処理の機構を根拠にして，ブライトメイヤーとガンツは，過渡型チャンネルが**外側膝状体** (lateral geniculate body) やV1で持続型チャンネルの働きを妨害することでバックワードマスキングが起こると考えました．この説は，後から来た刺激が先行する刺激を妨害できること，それが比較的処理の早い段階で起きることなどからバックワードマスキング研究の知見をうまく説明できるとして，その当時，広く受け入れられました．しかし，現在ではこの説は，次に紹介するように，バックワードマスキングが妨害するのは刺激の**見え**（perceptual awareness: 意識的知覚）であって，刺激が脳内で引き起こした処理そのものは必ずしも完全には妨害されないことがいろいろな研究から実証されるとともに，その当否は不鮮明になっています．個人的には，彼らのバックワードマスキングの理論は，現在の知見からすると少なくとも不十分であり，場合によっては完全に否定されるべきだと考えています．その理由は，1つには，別の研究者も指摘している通り，生理学的研究から過渡型チャンネルと持続型チャンネルのV1に達する際の時間差はせいぜい20～30 msecほどだとされており，バックワードマスキングの時間差（これは最大100 msec程度とされています）を説明するには不十分であることもありますが，それ以上に重要な点は，上記の点，つまり，バックワードマスキングは見えを妨害することができても，処理内容そのものはそれにより脳内から削除されないことがプライミングなどの研究から明らかになっているからです．それではなぜバックワードマスキングが意識的知覚の成立を妨害できるのかについての私の考えは，意識の神経符号を論ずる7.15節で紹介します．

7.3 バックワードマスキングと無意識的反応選択

バックワードマスキングにより見えを妨害しても，反応選択は可能なことは，既に紹介したプライミング研究などから実証されています．既に触れた潜在広告も（効果があるとすれば），一種のプライミングだといえます．

主観的には見えない刺激が反応選択に影響する例として，私が昔やった実験（図 7.3）を紹介しましょう．この実験では，単純な数字の弁別課題を用いました．被験者は，凝視点の右か左かにランダムに提示された数字が偶数か奇数かを判断してなるべく早くキーを押し分けるという課題を行いました（図 7.3 (a)）．数字の提示後にはマスク刺激が提示され，数字とマスク刺激の時間間隔

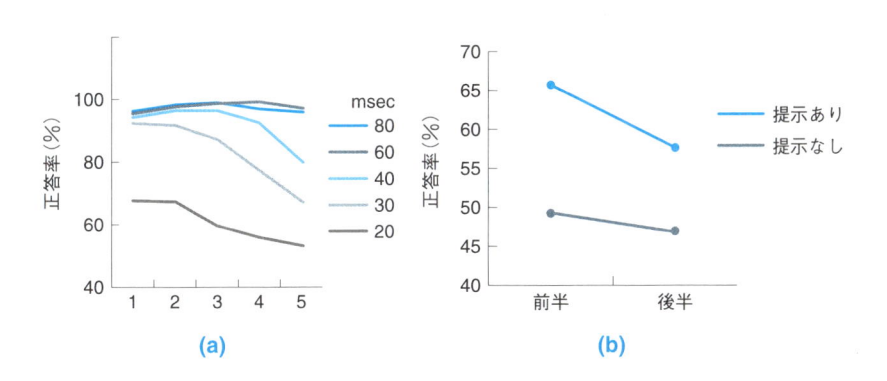

図 7.3 バックワードマスキング下の数字の弁別反応実験　岩崎, 1998

数字とマスク刺激の時間間隔（SOA）を短くしていくと，数字の見えは次第に低下する．十分に練習をすると，数字が「見えない」と感じても，反応はでき，しかもその反応はでたらめではない．
(a)：5 種類の SOA（80, 60, 40, 30, 20 msec）での数字の弁別成績．横軸は，各 SOA 条件ごとに得られた反応時間をその長さで 5 分割し，短い方から並べたもの．反応が早いほど正答率が高いことに注意．
(b)：数字が提示された場合とされなかった場合の比較．両者とも，主観的な見えの評価は同等な試行の結果だけを選択した．数字が提示されない時でも，実験参加者は反応できたが，この時の反応は，当然ながらでたらめであった．

(SOA) は，長いもの (80 msec) も，短いもの (20 msec) もありました．数字とマスクとの SOA が短くなるにつれ数字の見えは低下し，20 〜 30 msec の SOA では，数字によっても異なりますが，ほとんど見えなくなります．最初のうち，被験者は数字が見えないと反応できないのですが，長めの SOA で十分練習を積んだ上で徐々に SOA を短くしてゆくと，ついには見えない数字でも偶数か奇数かの反応ができるようになります．当然，SOA が短い条件では反応は 100％正解とはならず，だんだんと 50％（つまりでたらめに反応した時に偶然に当たる成績）に近づいていきます．しかし，実際に数字が提示された場合には，最も短い SOA でも完全にでたらめにはならず，偶然よりは高い成績で反応ができます．この時，被験者に数字の見えについて尋ねると，全く見えないと答えます．このことから，被験者の反応は無意識に選択されていることがうかがえますが，この点を確認するために，最初の実験で訓練した被験者に対し，さらに実験を行いました．今度は，最初の実験と同様に，バックワードマスキングを用いて見えない数字に反応させるだけでなく，本当に見えない数字（つまり数字を提示しない）を加えて実験しました（図 7.3 (b) (p. 137)）．この場合，数字が提示されていないので，当然被験者の反応は（こちらが選んだ特定の実際には提示されなかった数字に対して正答かどうかを判断してみると）でたらめになります．この実験では，被験者には試行ごとに数字がどの程度明瞭に見えたかを 0 〜 10 の 11 段階で判断してもらいました．その結果をもとに，数字が提示されなかった試行での被験者の数字の見えについての判断（これはおおむね 0 〜 3 の範囲に収まっていました）と同等の判断を実際に数字が提示された試行で答えた場合のみを取り出して数字が提示されなかった条件と比較してみると，偶数・奇数の判断成績は，数字が実際に提示された試行では，偶然よりも高い成績でしたが，数字が提示されなかった試行では当然ながら 50％前後（チャンスレベル）でした（図 7.3 (b)）．つまり，主観的には数字が提示されなかった場合と同程度の見え方（ほとんど全く見えない）をしていても，実際に数字が提示された場合には，成績は偶然よりもよくなる（これは，提示された数字により反応の選択が影響されていることを示しています）ことが示されたと同時に，このように見えが低下した条件であっても，反応を自動的に（無意識にといってもよいでしょう）選択できることも示唆しています．

反応選択が無意識的に行われたかどうかは，実は簡単にはいえないことが多

いのです．なぜなら，たとえ意識を伴った反応選択であっても，短期的な記憶としてどのくらい残るかには注意が関係しており，十分な注意が払われなかった場合には，記憶の持続時間はきわめて短くなり，結果として「見えなかった」という答えが得られることがおうおうにして起こるからです．従って，実験が終了してから，刺激がどの程度見えたかを尋ねても，正確な答えは得られません．この実験の場合，試行ごとに刺激の見え方を聞いているので，おそらく被験者はその点に注意して実験を行っていたと考えられます．さらには見えを評定したタイミングも反応直後で，比較的忠実に被験者の刺激の見えを反映しているものと考えられます．被験者の見えの評定が正確だとすると

1. 被験者の見えの評定値が数字が提示されなかった場合と等しいこと
2. 刺激が提示されなかった時にも提示された時と同様に特定の反応が選択されていること

の2点から，（数字非提示試行で数字が見えとして与えた評定値と同等の評定値が得られた）数字に対する反応選択は，提示された数字により自動的に影響されていたことが間接的に実証されたといえるでしょう．

7.4 意識の基準

　心理学の用語は，多くの場合日常の言葉に由来しているため，専門用語といえども日常的な使い方と全く違った意味で用いることはできません．意識という言葉も，（少なくとも欧米では）日常的に用いられているので，いろいろな使われ方をしています．具体的に，どのような状態に対し意識があるあるいはないといういい方をするのでしょうか．日常的には，大きく分けると3つの状態を基準に意識の有無を問題にしているといえます．1つは，臨床医学で用いられる外界の刺激に対する反応性です．2番目の使い方は，記憶の有無によって意識のあるなしを判断するものです．3番目は，主観的な**自覚** (awareness) に頼った判断です．

　このうち，記憶の有無が意識の有無を決める例をあげると，日常生活では長期的な記憶が残っているかどうかで，意識があったかどうかを問題にすることがあります．たとえば，深酒をして次の日に，自分が前の晩に行ったことや

いったことを覚えていないという場合に,「昨夜は全く意識がなかった」という いい方をすることがあります．この場合，実際に昏睡状態に陥っていたことも あるでしょうが，そうではなくて，その時は普通に周囲の人と会話をしていて も後でそのことを全く覚えていないという場合もあります．別の例をあげれば, 夢の記憶があります．睡眠の研究からは，人間は1晩のうち，数回は**レム睡眠** (REM sleep) といわれる状態になり，その時には夢を見ているとされています が，朝起きてみるとそうした夢を全く覚えていないことが多々あります．これ は，ハーバード大学のホブソン (Hobson, J.A.) という夢や睡眠の研究で有名な 研究者によれば，夢を見ているレム睡眠時には，脳内で**ノルアドレナリン** (noradrenalin) と**セロトニン** (serotonin) という神経伝達物質が低下した状態に なっており，同時に作業記憶の制御を行っている**前頭前野** (prefrontal cortex) の外側部の働きも低下しているため，夢を記憶として定着できないのだとして います．夢を見ているレム睡眠時の脳は，覚醒時と区別がつかないほど活発に 活動しており，眠っている人をレム睡眠中に起こしてやると，ほとんどの場合 夢を見ていたと報告します．また，夢を見ているときの主観的な状態は，意識 がある覚醒時と区別がつきません．そのため，ほとんどの人は自分が夢を見て いるのかそれとも起きていて実際に体験しているのかを判断できません（ち なみに，自分が夢を見ていると分かって夢を見ていることもあり，その状態 は**明晰夢** (lucid dreaming) と呼ばれています）．つまり，夢を見ている時には 覚醒時と同様に意識があるといえます．しかし，起きてから，夢の記憶がない 場合には，当人にすら，自分が夢を見ていた（＝睡眠中に意識体験をもってい た）ことは分かりません．このことは，後でふりかえって考える場合には，記 憶に残っているかどうかがその時意識があったかどうかを判断する上で重要で あることを示しています．

　さらに，もし，長期的な記憶よりさらに短い記憶，つまり短期記憶の形成 が妨害されたとすると意識があると本人が判断できるかどうかがさらに微妙 になってきます．短期記憶より短い時間の記憶，つまり感覚貯蔵が妨害され ると，当の本人は，経験している時点での意識を問われたとしても，主観的 には意識がないという判断を下すことになるでしょう．既にバックワードマ スキングのところで紹介したことですが，刺激の見えをバックワードマスキ ングで妨害してやると，SOA が短くなるにつれて見えないという判断が出る

7.4 意識の基準

ようになります．この時に，マスク刺激が妨害しているのは，感覚貯蔵と呼ばれている短い持続（これも一種の記憶です）だとされています．つまり，バックワードマスキングでみられるように，脳内の情報の持続を妨害することで意識的知覚が妨害されることから，ある種の記憶と意識が関係していることが分かります．

次に，3番目にあげた意識の基準である主観的な報告について考えてみましょう．「人の痛みは3年でもがまんできる」といういい方があるそうですが，他人の痛みの強さはどのようにして知るのでしょうか．前部帯状回や体性感覚野は痛み刺激の強さに応じて活動が変化することが確かめられているので，脳の活動を調べるのも1つの方法でしょうが，それには大がかりな装置が必要で，測定に手間もかかります．もっと簡単なやり方は，当の本人に痛みの強さや質を言葉で表現してもらうことです．これは主観的な評価で当てにならないと思われるかも知れませんが，実は痛みを処理する脳の部位（前部帯状回の一部及び体性感覚野）の活動ともよく対応していることが知られています．こうした主観的報告の信頼性に関しては，意識内容一般について，本人が主観的に見えていると報告する内容は，本人がうそをつかないかぎり，実際に意識されていると判断してほとんどの場合には問題が起きません．たとえば，もうろうとしている人の目の前で手を振って，それが見えていると相手が答えることができればその人には意識が保たれていると判断するのは，この主観的な体験報告に基づく意識の決定だといえます．

意識とは当人にしか直接には知り得ない主観的体験だという立場（**第1人称の視点**：first person perspective）からは，主観的な報告が重要だということになります．しかし，認知心理学の研究者には，疑い深い人が多いのか科学的厳密さにこだわる傾向が強いのか，この主観的基準による意識の有無の判断に対しては，昔から現在に至るまで，その主観性ゆえに懐疑的な意見が少なくありません．そうした立場の人は，意識の**客観閾**（objective threshold：閾というのは敷居の意味で，ある状態と別の状態，ここでは意識があるかないか，の境界をいいます）と呼ばれる基準を提案しています．これは，反応弁別ができない状態（刺激が出たかどうか答えられない，あるいは，刺激の内容についての判断がでたらめとなるなど）をもって意識がないと判断するという基準です．これに対して，本人の申告に基づく基準は，**主観閾**（subjective threshold）と呼ば

れています．客観閾は，意識の3つの基準のうち，反応に基づく判断の一種ということになります．客観閾と主観閾とは，通常，刺激の見えが低下するにつれ，まず主観的に見えない状態（主観閾）が訪れます．主観閾付近では，当人は提示されたものが見えないと答えますが，この状態でもプライミングのような方法を用いると，反応に対する影響が検出可能な場合があることが多くの実験から確かめられています．主観閾からさらに刺激の見えを低下させると，客観閾（弁別ができなくなる）が訪れます．以上のような刺激に対する脳の活動の強度と，様々な反応選択様式との関係は，図 7.4 のようにまとめられます．

7.5 脳の障害と意識

　脳の色々な部位は，それぞれ違った働きを担っています．これは，脳の機能局在と呼ばれています．心の機能が脳のどの部位と対応するかについては，近年，神経イメージング研究が盛んになるとともに詳細な理解が進んできています．こうした研究は，心の地図作り (mapping) と呼ばれることがあります．そうした研究を通じて，高次の精神機能の多くが複数の領域の共同作業で処理されていることが分かってきました．脳機能イメージング研究は，あることを行っている際に脳のどの場所が活動するのかを知るためには非常に優れた方法ですが，その結果得られた活動を示す部位で行われている処理が具体的にどのようなものなのかを直接知ることはできません．そのためには，ある部位の活動を停止させて，その影響を調べるなど別の方法が必要となります．人間では意図的に脳の一部を破壊することは倫理的に許されません．そこで，「自然の実験」に頼ることになります．自然の実験とは，事故や脳梗塞，あるいは腫瘍などを取り除くための脳外科手術により，脳の一部に損傷を被った状態をいいます．

　神経心理学的研究により意識に影響が出ることが知られている損傷部位とその影響（症状）としては，**盲視** (blindsight)，**同時失認** (simultanagnosia)，**半側空間無視** (hemineglect)，**視覚保続** (palinopsia) があります．このうち，盲視を除く残りの3つの症状，同時失認，半側空間無視，それに視覚保続は，意識と関係するだけでなく，注意とも関係する障害です（意識と注意の関係については，7.10 節で述べます）．

7.6 盲視

　盲視は，本当に奇妙な状態です．盲視の患者は，網膜からの視覚情報を受け取る大脳皮質のV1に対する損傷で生ずることがあります（V1に損傷を被った全ての患者が盲視を示す訳ではありません）．V1は，網膜の部位と1対1で対応しており，それゆえ視野の部位とも1対1対応しています．従って，その一部が損傷を受けると，視野の対応する部位に見えないところ（**視野欠損**：visual field defect）が生じます．視野の欠損部位（ちなみに，V1での損傷では，**同名半盲** (homonymous hemianopia) と呼ばれている状態が生じ，どちらの眼で見ても損傷を受けた側とは反対の視野の一部が欠損していますが，網膜の損傷では損傷を受けた側の眼にだけ視野欠損が起こります）は，眼科的な検査（視野計による計測）で測定されます．この検査では，周辺部から中心に向かって指標を移動させ，患者にそれが見えたか見えないかを報告してもらいます．欠損部は，患者が「見えない」と答えた部分です．つまり，視野の欠損部

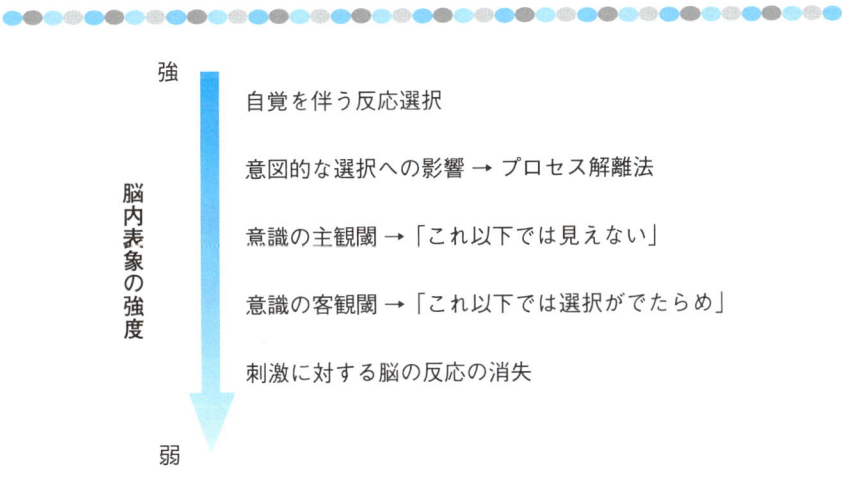

脳内表象の強度　強 → 弱

- 自覚を伴う反応選択
- 意図的な選択への影響 → プロセス解離法
- 意識の主観閾 →「これ以下では見えない」
- 意識の客観閾 →「これ以下では選択がでたらめ」
- 刺激に対する脳の反応の消失

図 7.4　意識状態と反応選択
脳内の活動が次第に低下してゆくと，まず意図的な選択に影響が出る．次に主観的に刺激が見えなくなり（主観閾），さらに低下すると，反応もでたらめとなる（客観閾）．

は，患者が主観的に「見えない」としている視野の領域ということになります．主観的に見えないと患者がいっている部位を刺激してみたらどうなるだろうかと考えるとしたら，よほどの洞察力があるか突飛な考えの持ち主でしょう．面白いことに，そのような実験を実際にやった人がいます．それは，イギリス人のワイスクランツ (Weiskrantz, L.) という心理学者です．彼は，右のV1 に広範な損傷を受け，視野の左半分に欠損のある患者に対し，欠損部に様々な大きさの刺激を出しその位置を答えてもらいました．患者は，刺激が見えないので，そんなことをするのはナンセンスだとしぶったそうですが，それでもとにかく，あてずっぽうでよいから反応してみてくれと頼んだところ，患者自身にとっても驚いたことに，答えた位置は，ほぼ刺激の出た位置に対応していました．その後，色々な研究者が表 7.2 のリストにあるように，様々な刺激の属性について実験を行った結果，盲視の人では，いずれの場合もかなりの正確さで見えない刺激の属性を答えられることが分かりました．

なぜ，視野欠損部位に提示した刺激が反応を制御できるのかという謎の種明かしをすれば，網膜から視覚に関係する後頭葉 (occipital lobe) の領域への神経連絡は，通常の V1 から外側膝状体を経由し，V1 に至る経路以外にも，網膜から上丘 (superior colliculus) を経て，視床枕 (pulvinar) という視床の核を経由して V1 以降の領域に至る一種のバイパス経路（図 7.5）があり，この経路により反応を制御するに十分な情報が伝達されているからです．なぜ答えられるのかは，これで理解できたとして，残る問題は，なぜ「見えない」のか，ということです．盲視部位での刺激に対する反応成績がかなり高い（たとえば，運動の方向について聞かれた G.Y. という盲視の患者の場合，70～90%の正答率で刺激がどちらに移動したかを答えられました）場合でも，患者は「見えない」という訳です（それが盲視と判断する根拠なので）．それに対して，バックワードマスキングなどの方法で見えを制限した場合には，これくらい高い正答率が得られると，通常，被験者は部分的にではあっても刺激が「見えた」と答えるのが普通です．盲視という現象は，反応と主観的な意識状態との奇妙な解離状態が起こることを例示しており，これにより，V1 が意識にとって必須の部位であると主張する研究者もおります（この点については，後述のクリックとコッホの V1 には意識はないという逆の提言と比較して下さい）．

7.6 盲視

表 7.2 盲視で弁別できた刺激属性

- 位置
- 運動の有無及びその方向
- 単純な形状（○と×の区別）
- 色
- 表情

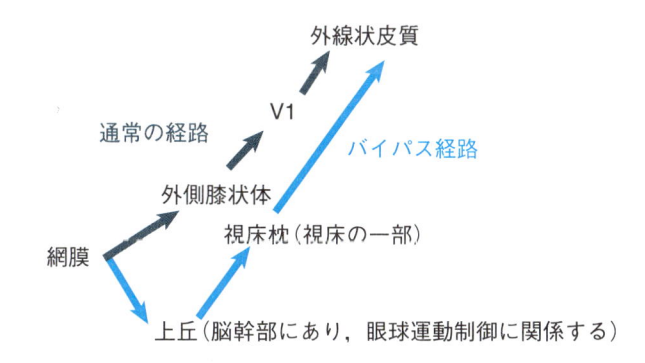

図 7.5 大脳皮質への視覚系路

通常の外側膝状体及び V1 を介した経路以外に，上丘から視床枕を介し V1 以降に投射するバイパス経路がある．

7.7 同時失認

　第 2 章でも既に紹介しましたが，同時失認とは，光景のような複数の対象から構成された刺激の全体が何を意味しているのかを知覚できない状態をいいます．この障害をもつ患者は，いわゆる「木を見て森を見ない」という格言が文字通り当てはまる症状を呈します．視覚情報処理のところでも触れたように，我々が周囲を眺めているときには，注意を向けたところ（そこは通常，黄斑部に投影されます）だけでなく，視野全体がほぼ一様に見えているという感じを抱くと思います．しかし，人間の網膜の生理学的な特性からすると，これは一種の幻想であり，実際は，周辺視野に行くほど視力は低下し，色彩に対する感度にも変化が出ます（周辺部ではより青味が強くなる）．この症状は，後頭葉から頭頂葉にかけての部位に両側とも損傷がある場合に出現します．ただし，脳梗塞では，滅多に対応する両半球の部位に損傷が起こることはないので，この症状はごくまれにしか出現しません．

　脳に損傷のない健康な人では，絵を見せられるとそれが何を描いたものかを瞬時に答えることができます（2.5 節）．しかし，同時失認の患者は，各部分は何が描かれているかは答えられるにもかかわらず，全体が何を意味しているかなかなか分かりません．また，絵を見ている時の眼の動きを調べても，健康な人では絵の重要な構成要素を順番に見ていくのに対し，特定の対象だけを見続けたり，絵から視線があらぬ方向に泳ぎ出たりします．この症状は，注意の制御に必要な，外界を全体として把握した上で，どこに何があるのかという対象の配置の情報を処理する機能が障害を受けているために生ずると考えられます．この障害の具体的な様子は，表 7.3 に記述してあります．

7.8 半側空間無視

　右半球の頭頂葉の一部（図 3.9 (p. 51): TPJ）が損傷を受けると，視野の左側にある対象に注意が向かなくなります．この状態は，半側空間無視と呼ばれています．患者は日常生活でもお皿にのった料理の左半分を食べ残したり，パジャマの左袖を通し忘れたりします．また，絵を描かせると左側が脱落したり歪んだりした奇妙な絵を描いてしまいます．半側空間無視を調べる神経心理学

的な検査法として，いろいろな長さの線分を 2 等分する**線分分割** (line bisection) 課題や，紙の上に書かれた短い線分を消していく（マークする）**線分末梢** (line cancellation) 課題などが用いられています．線分分割課題では，健康な人だと線分のほぼ真ん中に分割線を引きますが，半側空間無視の患者ではずっと右よりのところに線を引いてしまいます．末梢課題では，左半分の線分をチェックしないままで終わってしまいます．

　半側空間無視は，視野の左半分に注意が向きにくくなるという障害ですが，その原因としては，視野の左半分にある対象に対する脳の符号化（表象）が欠落することにあります．第 3 章の視覚探索のところでも触れましたが，環境中にある様々な対象に対して注意を制御するにあたって，脳は対象の視野内の位置に対するいわばチェックマークを基に制御を行っています．そのチェックが利かなくなると，対象が実際に存在しても何もないのと同じになり，結果としてそちら側には注意が向かなくなります．半側空間無視は注意が左視野内の対象に向きにくくなるために起こる障害であることは，無理矢理注意を左側に向

●●

表 7.3　ある同時失認患者での注意と見えの関係

- 【症例】67 歳の女性

　　この患者の主な訴えは，周囲がバラバラになってしまったというもの．個々の対象ははっきりと見ることができるが，それぞれがバラバラでその間にどういう関係があるのかが分からない．

　　彼女によれば，自分が今住んでいる家（25 年間にわたり住んできたもの）の中を移動する時，目をつぶって移動する分には問題ないが，目を開けたとたんに訳が分からなくなってしまう．たとえば，寝室に行こうとして大きなランプを目印に進んでいったら，ダイニングのテーブルにぶつかってしまった．

　　ラジオを聴くことはできるが，テレビには混乱させられてしまう．なぜなら，人やものを一時に 1 つしか見ることができないから，誰が誰に話しかけているのかが分からなくなってしまうから．ある時映画を見ていて，議論が白熱した後に，驚いたことにその人物はよろめきながら部屋の端まで移動した．どう見ても，もう 1 人の人物にパンチを食らったに違いないのだが，その人物は彼女には見えていなかった，ということがあった．

けるような処置を施すと無視が軽減することからも確認できます．たとえば，右耳に冷水を注入して三半規管を刺激することで左側に**眼振** (nystagmus) を起こしたり，首の左側に振動を加えることで，注意を左側に偏らせると，線分分割課題や末梢課題での成績が向上することが実験から確かめられています．

　注意の制御は，頭頂葉と前頭葉の連携で行われています．選択的注意の働きは，下位側頭葉での形態処理において特定の対象に優先権を与えることだとされています．しかし，網膜に映った対象は，注意が向かなくても，自動的に処理が進み，下位側頭葉での処理が行われます．そうした処理結果は，**顕在的** (explicit) な（つまり，自覚可能な状態の）表象を生むことにはならなくても，**潜在的** (implicit) な（脳の符号化として）表象を生むことはできます．そのため，選択に無意識的な影響を与えることが可能となるのです．このことを裏付ける興味深い観察がマーシャル (Marshall, J.C.) とハリガン (Halligan, P.W.) というイギリス人研究者達により報告されています．それは，半側空間無視の女性に，2つの家の絵（一方は家の左側に火がついている）を縦に並べて見せ，どちらの家に住みたいかを聞いた実験です．その女性は，左側に火がついている家を選ばずに，火がついてない方の家を選びました．ところが，2つの絵がどう違うのかを聞かれると，彼女は違いを否定し，2つの家は全く同じものだと答えました．つまり，半側空間無視があるため，絵の左側を無視してしまうこの女性は，意識的には2つの絵が違うとは思えないにもかかわらず，両者の違いを潜在的には分かっていて，より好ましい方を無意識のうちに選んだということになります．これも，第6章でも触れた選択に対する無意識の影響のよい例だといえます．

7.9　視覚保続

　見ている対象から眼をそらすと，その対象のイメージは心の中からなくなってしまいます．これは，当然といえば当然のことのようですが，そのためには脳が正常に機能している必要があります．このことを実証しているのが**視覚保続**と呼ばれている珍しい障害です．この障害は，ちょっと前に見た対象のイメージが眼を移動しても消えずに残り，別のものを見たときにもそれに重なって見え続けるという奇妙な症状です．似たような現象に，**残像** (afterimage) があります．残

7.9 視覚保続

像は，正常に機能している脳でも普通に観察される現象です．残像は，強い光を網膜に受け続けると，その部分の網膜の光に感受性のある細胞（錐体）が飽和し，反応感度が低下するために，周辺の細胞の活動が相対的に高まった状態となり，結果的に陰性のイメージ（残像）として知覚される現象です．残像は，網膜の特定の位置にある視細胞に生じた変化が原因となっているので，眼を動かすとそれにつれイメージも移動します．また，残像は外界に投影されて見え（空中にイメージだけが浮かんでいるようには見えず，壁や天井などの面に張り付いて見える），プロジェクターでイメージをスクリーンに投影した時と同じように，投影された位置が変わるとそれに応じて像の大きさが変化します．これは，**エンメルトの法則** (Emmert's law) と呼ばれています．

視覚保続は，複数の病因が背景となっている症状のようで，その表れ方は様々です．残像のように，目を動かす度に動かした先にいくつでも像が見えるケースから，残像とは違って，投影された部位と意味のある対応を保って融合する場合まで様々です．後者の例としては，テレビ映画の中の女優の顔によって，周囲の実在の人物の顔が置き換えられた例や，車の屋根についているタクシーの表示が，眼を動かした先にあるいろいろな車の屋根（オートバイに乗っている人のヘルメットにまでも）にもついているようにみえた例などが報告されています．これらの症例では，残像と違い，持続するイメージ（幻覚）が外界を反映した通常の形態情報処理の出力に矛盾無く取り込まれている点で興味深い症状だといえます．

視覚形態の処理は，下位側頭葉で行われており，それに対しては選択的な注意が処理の途中（具体的には V4 で注意の影響があることが生理学的研究により確かめられています）から介入して，特定の対象の処理に優先権を与えるとされています．視覚保続という現象（の一部）が生ずる原因としては，注意を別の対象に向け直す（空間的注意の研究で有名なポズナーは，注意を対象から引きはがす (disengage) という表現を用いています）際には，下位側頭葉内でそれまで優先権を与えられていた対象の表象を能動的に削除する処理が関係しているのではないかと考えています．視覚保続ではその仕組みに異常を来しているため，注意が別の対象に移動してもなお，前に注意が向けられた対象に対する表象が下位側頭葉内に残存し続り，新たに注意が向けられた対象の 部に組み入れられてしまうために起こる症状だということになります．

7.10 意識と注意の関係

かつては意識と注意は密接に関係しており，両者を同一視したり，意識は注意がないと成立しないという考えが一般的でしたが，最近ではこうした考えには異論が出されています．

意識と注意の密接な関係をうかがわせる認知心理学的実験として表 7.4 があります．この中で，**注意の瞬き** (attentional blink) は，最初にきた刺激を処理するのに忙殺されることで注意を十分に払うことができない 2 番目の刺激を報告できないというもので，注意の多寡が刺激の自覚と関係していることをうかがわせる知見といえます．

これに対して，注意と意識の独立性を示す証拠としては，第 1 に意識の機能が脳の特定の領域に依存しないのに対し，第 2 章で紹介したように，注意の機能は脳の特定の部位に対応づけられることが種々の研究からはっきりとしてきていること，第 2 に，同じく第 2 章でも述べたように，注意をどこに向けているかは当人にも明確でないこと，第 3 に 7.7 節で触れたように，シーン全体を把握し，そこに含まれる対象の位置情報に基づき注意を制御する仕組みそれ自体がシーン全体が見えているという意識体験を伴っているが，これは注意を制御する仕組みの一部であり，これが働く（特定の対象に注意が向けられる）以前にシーン全体が何を表しているかが自覚されているとすると，意識が注意に先行することになること，があります．この最後の点については，注意のスポットライトをシーン全体に広げていたので，全体が意識できたという反論も可能でしょうが，そうしたスポットライトのシーン全体への広がりが起こらないように，特定の対象に注意を向けさせる操作を行っても，シーンの全体が何を表しているかは，一目で理解できることが実験的に確かめられているので，この反論は成り立たないと思われます．

能動的な注意制御にとって前頭葉の複数の部位が重要（第 2 章参照）ですが，7.12 節で紹介するように，前頭葉の損傷は意識にはほとんど影響しないことが神経心理学的な研究から明らかになっています．もし，注意が意識の成立に不可欠だとすると，こうした解離は非常に不可解であり，両者の独立性を示しているといえます．

7.11 意識は局在するのか？

　脳の中に意識の座はあるでしょうか．もし，あれば，そこを破壊すると意識がなくなるはずです．破壊により意識がなくなる場所としては，脳幹部があります．この部分に損傷を受けると，損傷の程度にもよりますが，意識が無くなるだけでなく，生命機能も維持できなくなり，いわゆる脳死の状態に陥ります．脳幹部が意識と密接に結びついているのは，この部位が脳の働きを維持するために不可欠だからです．これは，ちょうど電源回路のようなもので，電源が壊れると電気器具が使用不能になるのと同様のことが脳で起こります．

　脳幹部以外で，破壊により意識に影響が出るのは，7.6 と 7.8 節でお話しした V1 や右頭頂葉です．V1 の場合には信号の伝達がこの部分で遮断されるために，視野の欠損部に投影された対象は意識に上らなくなります．頭頂葉の障害は，注意の障害が基になっています．これらの異常は，いずれも視野の一部に限定された障害で，視野全体が見えない訳ではありません．それでは，視覚意

表 7.4　注意と意識の関係を示す心理学実験

- 変化に対する見落とし (change blindness)
  シーンの写真を短いブランク画面を挟んで繰り返し提示する．途中から，シーンの一部に変更を加えたものとオリジナルの写真を交互に提示する．これを見ている人は，変化が明瞭であっても，そこに注意を向けない限り，なかなか気がつかない．
- 注意の瞬き (attentional blink)
  RSVP 法で，同じ位置に短時間 (100 msec) に次々と文字や単語を提示し，その中に混ぜた 2 つのターゲットの報告を求めると，2 番目のターゲットの認識が最初のターゲットが出てから 100 ～ 500 msec の間低下する．最初のターゲットを無視して 2 番目だけを報告すると，そうした低下は見られない．
- 非注意による見落とし (inattentional blindness)
  ある課題（十字上の線分の縦と横のどちらが長いかを判断）を行っているときに，被験者にあらかじめ予告せずに別の刺激を提示し，その刺激についての判断をいきなり求めると，刺激の内容について全く答えられない場合がある．

識が全体として障害を受けることはあるでしょうか．面白いことに，そうした障害は知られていません．唯一の例外は，ワイスクランツの盲視実験のきっかけともなったイギリスのハンフリー (Humphrey, N.K.) が行ったサルでの破壊実験です．彼は，サルの V1 全体を破壊し，その影響を調べる実験を行いました．そうすると，最初，サルは全く目が見えないかのように振る舞いました．しかし，時間が経つにつれ徐々に視覚機能を取り戻し，結局はあたかも目が見えるかのように障害物をよけたり，レーズンをつまんだりすることができるようになりました．この実験でのサルの視覚機能は，「見えている」といえるのかそれとも盲視に相当するのかは，（サルにどのように見えているかを聞けないので）残念ながら分かりませんが，その後の同様のサルでの V1 破壊実験では，サルが見えたときにはあるキーを押し見えない時には別のキーを押すという操作を学習させた上で，視野の欠損部に刺激を提示したところ，強制的な選択では正しく答えられた反応刺激に対して，サルは（刺激が提示されなくて）何も見えない場合に押すキーを押しました．つまり，盲視を示す人間と同様に，サルも視野欠損部に提示した刺激は，主観的には「見えない」という判断を下したものと推測されます．

7.12 V1 に意識は宿るのか？

1995 年にクリック (Crick, F.) とコッホ (Koch, C.) は，Nature に「V1 は意識をもつか (Is V1 conscious?)」と題した論文を発表しました．クリックとは，ワトソン (Watson, J.) とともに DNA の 2 重らせんの構造を発見したことで，1962 年にノーベル生理学・医学賞をもらったことで著名な例のクリックです．彼は，イギリス人で，元々は理論物理学出身でしたが，ノーベル賞を受賞てからは，アメリカの西海岸にあるソーク研究所に移り，もっぱら脳の理論的研究を行っていました．晩年は，脳の機能として意識を研究する重要性を盛んに訴えていました．上記の論文もそうした立場から書かれたものでした．共著者のコッホは，ドイツ出身の神経科学者で，現在でも意識の研究を精力的に続けています．

彼らの論文の主旨は，V1 には意識は宿らないし，V1 の処理内容は意識には上らないというものでしたが，その根拠が，前頭葉と V1 とが直接的な連絡

がないということにありました．V1 は V4 などを経由して最終的には前頭葉に情報を送っていますが，直接には前頭葉とはつながっていないため，途中の処理段階を経る際にそこでの処理により内容が変わってしまうというのが理由でした．さらに，彼らは明確に述べてはいませんが，前頭葉が意識の座であると仮定しているようでした（そうでなければ，前頭葉と V1 との間の直接的な連絡がないということが根拠になりえない）．

もし，前頭葉が意識の座であるなら，その破壊により意識がなくならなくてはいけないことになりますが，前頭葉の破壊は外界の知覚にかかわる意識には影響しないことが知られています．実際，クリックとコッホが発表した Nature の論文に対しては，その直後に前頭葉の損傷では意識に影響が出ないことを指摘をした反論が掲載されています．それでは，なぜ，彼らは前頭葉が意識にとって重要だと考えたのでしょうか．それは，前頭葉が高次の判断や能動的な意思決定にとって不可欠だからだろうと思われます．意識は，処理の最終的な結果だという前提があり，その前提からすると，高次の判断や決定を行っている脳の部位こそが意識の座であるはずだと考えたのでしょう．意識は情報処理の最終的な結果として得られるというのは，間違っていないかも知れませんが，だからといって知覚処理の結果が最終的に到達する場所（＝前頭葉）で意識が生ずるという仮定が正しいとは限りません．それは，脳の情報処理は，末梢から中枢へと向かう一方通行の流れではなく，末梢から中枢へと向かう過程で，逆により高次の処理段階からより低次の処理段階に情報が送り返されるフィードバックの流れを含んでいるからです．この点については，7.14 節で，詳細に紹介します．

7.13 V1 の内容は意識されないのか？

彼らの論文のもう1つの主張である V1 の内容は意識されないという点は，恐らく間違いであろうと考えています．V1 で処理されている内容が常に意識されているとはいえないかも知れませんが，全く意識に上ることはないというのは，多分違っています．その証拠は，**偏頭痛** (migraine) に伴って起こる一種の幻覚（migraine aura と呼ばれている）です．これは，短い直線が組み合わさってギザギザの弧を描いたように見えることから**要塞幻視** (fortification illusion)

と呼ばれています（図 7.6）．このギザギザの線を組み合わせたパターンは，2.3 節で紹介したヒューベルとウィーゼルが発見した V1 にある線分検出ニューロンの集団（ハイパーコラム）の働きを反映したものだとされています．この幻視が，V1 由来である根拠は

1. 視野の位置が固定していること（眼を動かすと残像のように動かした先に像が移動する）
2. 周辺視野に幻視が移動するにつれ，そのサイズが大きくなること（これは，V1 の**皮質拡大率** (cortical magnification factor) を反映している）
3. フィリングイン (filling-in) が生ずること（フィリングインとは，視野欠損部にたまたま投影された対象が見えなくなる代わりに，その周辺部のパターンがその欠損を埋めてしまう現象をいいます）
4. 最近の機能的イメージング研究では，幻視を生じている時に刺激に対する V1 の反応性が低下していることが観測されている

ことがあります．ちなみに，フィリングインの具体例としては，ラシュレー (Lashley, K.S.) という心理学者による報告があります．彼は自身の偏頭痛に伴う幻視が生じたとき，たまたま対面していた人の顔が欠損部にかかり見えなくなるとともに，その背後にある壁紙のパターンが顔のあった領域まで侵入してきたという観察を報告しています．偏頭痛の幻視が V1 でのハイパーコラムの活動を反映したものだとすると，この現象は，幻視という特殊な条件下に限定されるとしても，V1 の処理内容が場合によっては意識に上ることを示唆しているといえます．

　いずれにせよ，盲視が実証しているように，脳の特定の領域の破壊は，せいぜいその領域が関わる処理が意識に上らなくなるだけで意識が全面的に消失したりはしないことから，脳の特定の領域に意識の座があると考えることはそもそも間違いだと思われます．むしろ，意識を生むのは，脳の様々な体験内容を処理することに関わるそれぞれの処理モジュール内だとする方がより真実に近いのではないかと考えます．V1 に話を戻すと，V1 が単独で意識を生ずると考えると，クリックとコッホのように否定的な意見が出るかも知れませんが，V1 がより上位の領域と相互作用することで V1 の内容が意識に反映されると考えればいいのではないでしょうか．残念なことに，現在のところ具体的に意

識を生むのがどの様な処理単位かは明確になっていません．

7.14 フィードバックと意識

　クリックとコッホがV1と意識の関係を論じた際に，前頭葉との解剖学的な神経連絡を重視した背景には，彼らが論文を発表した1995年当時は，神経回路は感覚器官から視床を中継し，大脳皮質に情報が送られ，さらに大脳皮質で順次より高次の処理が加えられることで最終的な処理結果が得られるという見解が生理学者や心理学者の常識だったことがあります．その当時も，既に脳の情報伝達は，末梢から中枢へと向かうフィードフォワードの情報経路だけでなく，その逆により高次の処理段階からより低次の処理段階に情報が戻されるフィードバックの経路があることは知られていましたが，その役割は充分理解されていませんでした．

　しかし，その後の人間を対象にした磁気刺激実験では，運動の意識的知覚に関わるとされるV5（サルではMTと呼ばれている）に頭皮上からの磁気刺激により誘導電流を流すことで動きを伴った光覚を誘導した上で，それとは別にV1に対しあるタイミングで磁気刺激を加えると，誘導電流によりV1での神経細胞の活動が妨害され，動きを伴わない光覚だけが自覚されたという実験結果が報告されました．視覚情報処理の経路としては，V5はV1よりも後のステージに位置しているので，この結果は，フィードバックにより意識を生ずる

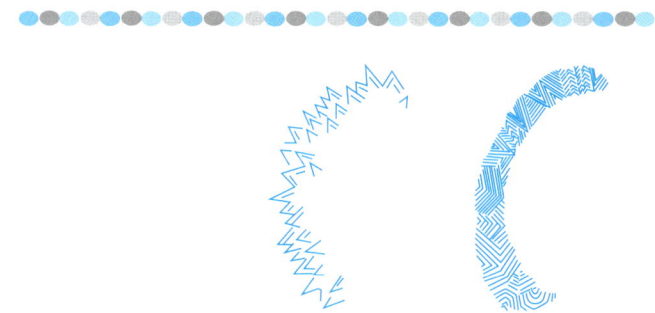

図 7.6　偏頭痛の前兆現象としての視覚性幻覚　Fisher, 1998

ことができることを実証したといえます．

　ペンフィールドは，てんかんの発生源を特定してその場所を切除する目的の脳手術に際して，意識のある状態で患者の脳の一部を電気的に刺激するという実験を行いました．その際，側頭葉を電気的に刺激すると過去の体験がまざまざと蘇ることが判明しました．この例からも分かるように，我々の意識体験のうち，幻覚や夢はエピソード記憶を貯蔵している側頭葉などのより高次の段階での神経の活動がより低次の視覚情報処理段階へフィードバックされることで生ずると考えられるので，幻覚を希な異常現象と考えずに，正常な脳の情報処理過程の産物であると考えれば，通常の意識的知覚体験も同様のフィードバックの結果生ずると考えることにはさほど違和感はないと思われます．この考えは，次節で述べるように，フィードフォワードとフィードバックの情報のやり取りの中でリンクが形成され，これにより意識体験に対応した神経符号が成立するという仮説とも矛盾しません．

7.15 意識の神経符号

　脳の特定部位が意識を生み出している訳ではないのなら，脳のどのような情報処理の結果として意識体験が生み出されているのでしょうか．この問題は，**NCC 問題** (NCC : neural correlate of consciousness) と呼ばれています．現在，機能的イメージング研究などから，NCC に関してはいろいろな知見が集積しつつありますが，もう 1 つの NCC，つまり意識に対する脳の神経符号 (neural code of consciousness) については，ほとんど何も分かっていないのが現状です．

　生理学者が個々の神経細胞がどのような処理を担っているかを調べる際には，神経の**発火頻度** (firing rate) を測定します．ある状態に対応した発火頻度が高いほどその神経はその状態を符合化していると考えます．発火頻度に基づいて神経細胞の機能を解明するという神経生理学のパラダイムは，確固とした成果をこれまでも生み出して来ており，妥当なやり方といえます．しかし，私自身は発火頻度が意識の神経符号とは対応しないのではないかと考えています．その根拠となる知見としては，第 1 に発火頻度は，刺激により神経細胞が駆動される初期には急速に増加するが，その後は頻度が低下した状態で持続的な発火が続くというように，非線形の応答を示すのに対して，我々が主観的

に経験する意識体験は，そのような刺激提示に伴う見えの変化をともなわず，定常的に見えること，第2に徐波睡眠時（一般に意識がないと思われているぐっすり眠り込んだ状態）でも視床から大脳皮質への神経のインパルスは，発火のパターンは覚醒時と違っているが，頻度そのものはそれほど変化しないこと，第3にサルでの生理学的な研究で，人間では意識的知覚が妨害されるタイミングでターゲットに続いてマスク刺激が提示された時のV1のニューロンの発火を観測した研究では，最初の発火頻度は後からやってくるマスク刺激の影響を受けず，その後の頻度の低下した持続的な発火の段階で抑制が見られたこと，第4に盲視の人が高い刺激に対する知覚弁別成績を示す（これは，十分な神経の発火があることを間接的に反映していると思われる）にもかかわらず，「刺激が見えない」ということ，があげられます．

神経の発火頻度に基づく頻度符合が，意識の神経符号ではないとすると，それに代わって意識の神経符号となりうると今時点で考えられているのは，**同期発火** (synchronized firing) です．同期発火とは，複数の神経細胞が時間的に同期してインパルスを発射することで，これにより複数の神経細胞の発火が同一の対象に対するものかどうかを決定しているとする説です．同期発火は，**結合問題** (binding problem：脳の複数の領域で視覚の様々な属性が処理されていますが，知覚体験はそれらの処理結果が1つの対象のもつ知覚的属性として統合された形で実感されているという経験的事実がどのような脳の情報処理により実現されているかという問題）への解決策として，ドイツのマックスプランク研究所のジンガー (Singer, W.) 達のグループが提唱しています．似たような考えは，ヘッブが既に**セルアッセンブリ** (cell assembly) という言葉（ただし，同期発火ではなく，細胞間の発火の連鎖により形成されたループ）で表現しています．

ただ，同期発火が意識の符合であるという説に対しては，強い反対があるのも事実です．反対の根拠は，神経インパルスの同期を一定精度（たとえば，10 msec 以内に2つのインパルスがある神経に到達した時にそれらが同期していると判断する）以上で検出するには，神経の処理は遅すぎると考えられるからです．同期発火に反対する立場の研究者からすれば，たとえ複数の神経細胞が発火を同期させたとしても，同期しているかどうかを他の神経細胞が読み取れないので，神経符号とはなりえないということになります．

私自身は，この問題の解決策として，同期発火を符号とみないで単に複数の神経細胞の間でリンクを維持する仕組みだと考えればいいのではないかと考えています．神経細胞には膜電位の変動が一定以上にならないと発火しないという性質があるので，発火するためには短時間の内に一定以上の興奮性のインパルスが受け手の神経細胞に到達する必要があります．そこで，同期発火に合わせて閾値が上下することでインパルスの受け入れのタイミングが決定されると仮定すると，タイミングに合っている，つまり同期して発火している神経細胞のみがリンクを維持できることになります．こうした仕組みがあればいったん神経細胞間にリンクが形成されると，それに参加していない神経細胞からの入力がリンクに参加している神経細胞を駆動しにくくなり，結果として同期発火による神経細胞間のリンクは，一定期間維持され続けることになります．つまり，神経細胞群同士のリンクが処理段階の違う神経細胞群（たとえば，V4とV1の神経細胞間）で形成されると，それはしばらく（数百 msec 程度）その状態を維持することになり，これが特定の状態に対応した神経符号の存在を表すという意味でのある種のフラッグとして機能すると考えられます．脳の他の領域はこのフラッグを検出することで，その神経細胞群のアクティブな状態を知ることができます．特に，反応の制御に重要な前頭前野の背外側部がそうしたフラッグにアクセスすると，この部位は，ある刺激の状態が脳の特定領域にある（＝意識内容が存在する）と判断できる訳です．つまり，クリックとコッホが想定したように前頭前野が直接意識を生むのではなく，前頭前野の執行機能を介して脳の様々なレベルに存在するモジュール間（あるいはその内）に維持されているリンク状態（＝フラッグ）が反応の能動的制御に利用可能だと分かることが，即ち意識が反応選択に関わるということの具体的な姿だということになります．

7.3 節で紹介したバックワードマスキングにより妨害されるのは，このリンク状態だというのが目下の私の仮説です．神経の発火は，すでに述べたように顕著な非線形性を示します．後続する刺激に対する神経の発火の最初の部分が既に先行する刺激に対して形成されているリンク状態を壊す働きをすることでこの刺激の見えが妨害されることになります．リンクの形成には時間がかかるので，それが成立するまでに妨害が起これば，バックワードマスキングにより見えが妨害されることになります．従って，持続型チャンネルと過渡型チャン

ネルの伝導速度の違いを仮定しなくても後から来る刺激が先行する刺激の見えを妨害することが可能になります．また，見えは妨害しても先行する刺激がもつ情報（その大部分は最初の立ち上がりの神経発火が担っている）は保存されるので，見えない刺激に対するプライミング効果が生ずることも同時に説明可能です．

脳が意識をもつことは，能動的制御にとって不可欠なことは，既に触れていますが，前頭葉が格段に進化した人間では，それとともに抑制の機能が強くなり結果として自動的な反応が起こりにくくなりましたが，これは逆に，より能動的に反応を選択する自由度が増すことを意味しています．つまり，第6章でも触れましたが，意識は脳が複雑化する過程で自然に表れてきた機能的意味を持たない随伴物ではなく，意味のある脳の状態だといえるでしょう．

7.16 意識の機能的意味

意識があるということにどのような機能的意味があるのかについては，現在のところ必ずしも研究者の意見が一致しているとはいえません．しかし，7.1節でも触れたように，意識できる影響に対しては，その影響が通常引き起こす反応傾向と異なる反応を行うことが可能です．たとえば，ストループ課題で，もし，赤という文字が常に緑で描かれているとすると，色を答えなくても文字を読むことで，そこから色の情報に変換して「みどり」ということが可能で，ストループ干渉は起こらなくなります．しかし，そのためには文字を意識的に知覚する必要があります．もし，バックワードマスキングにより文字の意識的知覚を妨害してやると，自覚できないにもかかわらず単語による干渉が見られますが，文字を手がかりにした促進は起こらなくなります．

いい換えると，意識に上らない刺激に関しては，能動的選択という自由は存在せず，我々の行動選択は，学習された自動的な反応にもっぱら影響されます．これは，神経症の病因論で既にフロイトが指摘していることです．第5章で紹介したように，フロイトは神経症（特に当時ヒステリーと呼ばれた症状）の原因が抑圧した無意識の願望にあると考えました．フロイトは，この無意識の願望を意識化し，自己の制御下に置く手段として精神分析という心理療法を開発しました．これに加えて，第6章での意図に関して述べたように，

自分が選択した行動について意図の自覚を欠くと，それは自分が行おうとして行った行為なのかそれともたまたま行ってしまった行為なのかを区別することもできなくなります．つまり，意識化することにより我々の行動選択の柔軟性やその責任の自覚が増すことになります．これが意識の機能的な役割だと考えられます．

演習問題

1 意識 (consciousness) にはどのような意味があるだろうか．国語辞書や英英辞書でその意味を調べてみよう．
2 特定の形（たとえばＦの字）を思い浮かべてその外周をたどってみよう．たどることができるだろうか．残像ではどうだろうか．
3 夢を思い出してみよう．それに色はついていただろうか．一度に見えた対象の数はどれくらいだろうか．

さらに理解を深めるために

『脳のなかの幽霊』
　　V.S. ラマチャンドラン，サンドラ・ブレイクスリー著　（山下篤子訳）　角川書店　1999
『意識の探求』上・下
　　クリストフ・コッホ著　（土谷尚嗣，金井良太訳）　岩波書店　2006
『脳は眠らない―夢を生み出す脳のしくみ』
　　アンドレア・ロック著　（伊藤和子訳）　ランダムハウス講談社　2006

引用文献

1章

Brodmann, K., *Vergleichende Lokalisationslehre der Grosshirnrinde in ihren Prinzipien dargestellt auf Grund des Zellenbaues*, Johann Ambrosius Barth, 1909

2章

Rosenzweig, M. R., Breedlove, S. M. & Watgson, N. V., *Biological Psychology An Introduction to Behavioral and Cognitive Neuroscience*, 4th edition, Sinauer Associates, 2005

Norretranders, T., *The User Illusion: Cutting Consciousness Down to Size*, Penguin, 1999
『ユーザーイリュージョン ― 意識という幻想』 トール・ノーレットランダーシュ著（柴田裕之訳） 紀伊國屋書店 2002

Tinbergen N. & Perdeck A.C., On the stimulus situation realising the begging response in the newly hatched herring gull chick, *Behaviour*, **3**, 1950, 1-38

『脳をデザインする』 週刊医学界新聞編集室編 青土社 1983

Milner, A.D. & Goodale, M.D., *Sight Unseen: An Exploration Of Conscious And Unconscious Vision*, Oxford university Press, 2005

3章

『脳は絵をどのように理解するか ― 絵画の認知科学』 ロバート・L・ソルソ著（鈴木光太郎, 小林哲生訳） 新曜社 1997

Warner, C. B., Juola, J. F. & Koshino, H., Voluntary allocation versus automatic capture of visual attention, *Perception & Psychophysics*, 1990, **48**, 243-251

Posner, M. I. & Cohen, Y., Components of visual orienting, In Bouma, H. & Bouwhuis, D. G. (Eds.), *Attention and Performance*, X, 531-556, Lawrence Erlbaum Associates, 1984

Tresiman, A.M. & Gelade, G., A feature-integration theory of attention, *Cognitive Psychology*, 1980, **12**, 97-136

Damasio, A. R., Descartes' Error, Picador, 1995
　『生存する脳 ── 心と脳と身体の神秘』アントニオ・R・ダマジオ（田中三彦訳）講談社　2000

4章

Sperling, G., The information available in brief visual presentation, *Psychological Monographs*, 1960, **74**, 1-29

Rosenzweig, M. R., Breedlove, S. M. & Watgson, N. V., *Biological Psychology An Introduction to Behavioral and Cognitive Neuroscience*, 4th edition, Sinauer Associates, 2005

5章

Routtenberg, A., The reward system of the brain, *Scientific American*, 1978, **239**, 154-165

6章

Wegner, D. M., *The Illusion of Conscious Will*, MIT Press, 2002

『ヨーガと医学』スティーブン・F・ブレナ著（百瀬春生訳）紀伊国屋書店　1980

Gazzaniga, M. S., Ivry, R. B. & Mangun G. R., *Cognitive Neuroscience*, The Biology of the Mind. W.W. Norton & Company, 2002

Gu, B-M, et al., Neural correlates of cognitive inflexibility during task-switching in obsessive-compulsive disorder, *Brain*, 2008, **131**, 155-164

Neumann, N., et al., Conscious perception of brain states: mental strategies for brain-computer communication, *Neuropsychologia*, 2003, **41**, 1028-1036

7章

Fisher, C. M., Late-life (migrainous) scintillating zigzags without headache: one person's 27-year experience, *Headache*, 1999, **39**, 391-397

索　引

あ行

アイコン貯蔵　64
アイデンティティ　73
跡付け　38
アニミズム　112

意識　4, 131
依存　93
痛み　50
遺伝子アルゴリズム　90
意図　111
意味記憶　66, 70
インタードロップ　18
インパルス　12
インプリンティング　81

ヴィジランス　38
ウェルニッケ野　69
うつ病　92
運動準備電位　124
運動前野　122
運動野　107

エイリアンハンド　115
エピソード記憶　70
エンメルトの法則　149

黄斑部　36
奥行き　26
「おばあさん」細胞　24

か行

外側膝状体　18, 136
下位側頭葉　23
海馬　70
外発的注意　40
海馬傍回　32
回避行動　92
解離　27
鍵刺激　16
角回　22
学習　1, 76
覚醒水準　100
可塑性　78
葛藤　2
過渡型チャンネル　18, 136
感覚貯蔵　62
眼窩面　3, 96
干渉　47
感情　4, 87
緩徐皮質電位　128
眼振　148
桿体　13

記憶　4, 61
危険回避　97
機能局在　123
機能的 MRI　4
機能的イメージング　4
気分一致効果　90
きめ　20

記銘　72
記銘障害　70
逆U字の法則　100
客観閾　141
逆行性健忘　72
急速継時提示法　22
強化　90
強化因　76
凝視　36
強迫神経症　120
恐怖症　94
筋萎縮性側索硬化症　127

空間周波数　18
空間知覚　22
空間手がかり法　40
結合問題　157
幻覚　116
顕在的　148
現実原則　97
幻聴　116

後期選択説　39
高所恐怖　94
後頭葉　18, 144
後部帯状回　31
古典的条件づけ　94
コニオ系　18

さ　行

再認　23
サイバネティックス　122
催眠　53
催眠後暗示　117
サイモン干渉　47
サヴァン症候群　108
作業記憶　68

錯視　28
作話　117
サッケード　20
残像　148
自我　97
自覚　139
視覚失認　23
視覚探索　40, 44
視覚保続　142, 148
閾値　10
軸索　10
視床　54, 124
視床枕　144
持続型チャンネル　18, 136
執行機能　54
シナプス　10
自閉症　108
社会病質　2, 97
視野欠損　143
習慣　82
就巣性　81
周辺手がかり　40
主観閾　141
樹状突起　10
受容野　17
上丘　144
小細胞系　18
情動　4, 50, 71, 87
情動条件づけ　94
衝動性　93
上頭頂小葉　58
小脳　122
初期選択説　39
自律神経系　96
侵害受容器　50
新奇性希求　93
神経細胞　4, 10

神経症　97
神経心理学　4
神経節細胞　26, 136
身体マーカー　98

錐体　13
随伴現象　126
図地分離　19
ストループ干渉　47

精神分析学　97
舌状回　32
セルアッセンブリ　157
セロトニン　140
宣言的記憶　70
前向性健忘　70
潜在広告　133
潜在的　148
全生活史健忘　73
全体報告　64
前頭眼野　58
前頭前野　50, 140
前頭葉　2
前部帯状回　50
線分分割　147
線分末梢　147

想起　72
相貌失認　23
側頭葉　72
損益分析法　42

た 行

第 1 人称の視点　141
大細胞系　18
体性感覚　53
態度　102
大脳基底核　120

大脳皮質　6
大脳辺縁系　6, 70
タキストスコープ　63
短期記憶　62
探索の非対称性　46
単純細胞　18

知覚　4
注意　4, 22, 35
注意の捕捉　44
注意の瞬き　36, 150
注意容量　58
中心手がかり　40
中脳　54
長期記憶　62
超正常刺激　16
超複雑細胞　18
直列探索　46

対連合学習　82

手続き的記憶　70

動因　89
動機づけ　4, 71, 89
同期発火　157
道具的条件付け　90
統合失調症　92
同時失認　22, 142
闘争か逃走か　88
頭頂葉　25
同名半盲　143
トゥレット症候群　115
ドーパミン　92
特徴抽出　24
トップダウン　42

な 行

内発的注意　42

索　引

脳幹　6
脳機能マッピング　6
脳梁　52, 117
ノルアドレナリン　140
ノンバーバルコミュニケーション　90

は 行

パーソナルスペース　105
バイオフィードバック　128
発火頻度　156
バックワードマスキング　66, 134
パニック障害　94
般化　94
半側空間無視　52, 142
皮質拡大率　154
ヒステリー　97
左半球　117
表象　12
敏感期　81
頻度符合　18
フィリングイン　154
フィルタリング　54
復号　14
複雑細胞　18
符号化　14, 72
復帰抑制　44
部分報告　64
プライミング　118
フラッシュ様記憶　74
フランカー干渉　47
ブロカ野　69
プロセス解離法　133
ブロップ　18
分割脳　117
並列探索　46

ヘップの原則　80
偏頭痛　153
扁桃核　89

報酬　76
保持　72
補足運動野　122
ポップアウト　46
ボトムアップ　40

ま 行

膜電位変動　10
マスキング　134
見え　136
右半球　115
無意識の推論　25
明晰夢　140
盲視　142
網膜　13
モノアミン　92

や 行

ヤーキス-ドッドソンの法則　100
要塞幻視　153

ら 行

ランドマーク失認　32
リハーサル　62
両眼視差　21, 28
両眼立体視　28
両耳分離聴　38
臨界期　81

レム睡眠　140
連合野　122
ロバスト性　20

わ 行

割り込み　49

欧 字

ACC (anterior cingulate cortex)　50
EPSP　10
FEF (frontal eye field)　58
IPSP　10
NCC 問題　156
PET　4
PTSD　94
SOA (stimulus onset asynchrony)　44
SPL (superior parietal lobule)　58
TPJ (temporo-parietal junction)　50

著者略歴

岩 崎 祥 一
（いわさき しょういち）

1973 年	東北大学文学部卒業（心理学専攻）
1978 年	東北大学大学院文学研究科修了（心理学専攻）
1978 年	福島県立医科大学助手（衛生学講座）
1981 年	福島県立医科大学講師（人文社会科学講座）
1988 年	同　助教授
1997 年	同　教授
現　在	東北大学大学院情報科学研究科教授（認知心理情報学分野）　博士（医学）

主要著書

看護のこころ　患者のこころ（編著），福村出版
心理学総合事典（分担：「注意」），朝倉書店
心理査定実践ハンドブック（分担：「WAB 失語症検査」），創元社
事故と安全の心理学（分担：「注意とヒューマンエラー」），東京大学出版会

ライブラリ情報学コア・テキスト＝21
脳の情報処理
― 選択から見た行動制御 ―

2008 年 10 月 25 日 Ⓒ　　　　初　版　発　行

著　者　岩崎祥一	発行者　木下敏孝
	印刷者　小宮山恒敏

発行所　株式会社　サイエンス社
〒 151-0051 東京都渋谷区千駄ヶ谷 1 丁目 3 番 25 号
営業 ☎ (03) 5474-8500（代）　振替 00170-7-2387
編集 ☎ (03) 5474-8600（代）　FAX ☎ (03) 5474-8900

印刷・製本　小宮山印刷工業（株）

《検印省略》

本書の内容を無断で複写複製することは，著作者および出版者の権利を侵害することがありますので，その場合にはあらかじめ小社あて許諾をお求め下さい．

ISBN978-4-7819-1216-5
PRINTED IN JAPAN

サイエンス社のホームページのご案内
http://www.saiensu.co.jp
ご意見・ご要望は
rikei@saiensu.co.jp まで．